Laux Dietmaier König

Psychopharmaka

G. Laux O. Dietmaier W. König

Psychopharmaka

7. Auflage

URBAN & FISCHER
München • Jena

Zuschriften und Kritiken an:
Urban & Fischer, Lektorat Fachberufe, Karlstraße 45, 80333 München

Verfasser:
Prof. Dr. med. Dipl.-Psych. **G. Laux,** Ärztlicher Direktor, Bezirksklinikum Gabersee, Fachkrankenhaus für Psychiatrie, Psychotherapie und Neurologie, 83512 Wasserburg a. Inn
Dr. rer nat. **O. Dietmaier,** Pharmaziedirektor, Zentrum für Psychiatrie Weinsberg, 74189 Weinsberg
Dr. med. **W. König,** Oberarzt, Bezirksklinikum Gabersee, Fachkrankenhaus für Psychiatrie, Psychotherapie und Neurologie, 83512 Wasserburg a. Inn

Wichtiger Hinweis für den Benutzer
Die Erkenntnisse in der Medizin unterliegen laufendem Wandel durch Forschung und klinische Erfahrungen. Die Autoren dieses Werkes haben große Sorgfalt darauf verwendet, dass die in diesem Werk gemachten therapeutischen Angaben (insbesondere hinsichtlich Indikation, Dosierung und unerwünschten Wirkungen) dem derzeitigen Wissensstand entsprechen. Das entbindet den Nutzer dieses Werkes aber nicht von der Verpflichtung, anhand der Beipackzettel zu verschreibender Präparate zu überprüfen, ob die dort gemachten Angaben von denen in diesem Buch abweichen und seine Verordnung in eigener Verantwortung zu treffen.

Die Deutsche Bibliothek – CIP-Einheitsaufnahme
Ein Titeldatensatz für diese Publikation ist bei
Der Deutschen Bibliothek erhältlich

7. Auflage 2002

02 03 04 05 06 5 4 3 2 1

Um den Textfluss nicht zu stören, wurde bei Patienten und Berufsbezeichnungen die grammatikalisch maskuline Form gewählt. Selbstverständlich sind in diesen Fällen immer Frauen und Männer gemeint.

Projektmanagement: Heiko Krabbe
Lektorat: Walburga Rempe-Baldin, Franziska Mentzel
Herstellung: Detlef Mädje
Umschlaggestaltung: prepress ulm GmbH, Ulm
Satz: Satz & Druck Service Reichenthaler, Heidelberg
Druck und Bindung: Bosch-Druck GmbH, Ergolding

Printed in Germany

ISBN 3-437-22490-5

Aktuelle Informationen finden Sie im Internet unter der Adresse:
Urban & Fischer: www.urbanfischer.de

Vorwort

Binnen 14 Jahren und einer Gesamtauflage von bisher über 70 000 Exemplaren können wir dank der positiven Akzeptanz und Nachfrage bereits die 7. aktualisierte Auflage dieses Psychopharmaka-Leitfadens vorlegen. Wir schließen daraus, dass ein großes Bedürfnis nach sachlicher, fachlich fundierter, verständlicher Information zur Behandlung mit Psychopharmaka besteht, einem Gebiet, das häufig kontrovers und nicht selten emotional bis ideologisch diskutiert wird.

Nach den Schmerzmitteln sind Psychopharmaka die meistverordneten Medikamente – gleichzeitig kommen Befragungen zu dem Ergebnis, dass gerade die deutsche Bevölkerung nur sehr wenig über Psychopharmaka weiß und dass die Einstellung zu diesen Medikamenten klischeehaft und von Vorurteilen geprägt ist. Das zu ändern und zu verbessern ist mit ein Anliegen unseres Taschenbuches.
Die Neubearbeitung trägt auch der Entwicklung neuer Substanzen Rechnung und angesichts der wachsenden Bedeutung haben wir Mittel zur Entwöhnung (Alkohol-, Raucherentwöhnung, Drogensubstitution), Sexualtherapeutika und pflanzliche Psychopharmaka (Phytopharmaka) in separaten Kapiteln dargestellt. Auch auf so genannte Lifestyle-Drugs (z.B. Medikamente zur Gewichtsreduktion) wird eingegangen.

Als (Haupt-)Zielgruppen des Ratgebers sehen wir Betroffene und Angehörige psychisch Kranker, interessierte Laien, Selbsthilfegruppen sowie auf „professioneller“ Seite Pflegepersonal, Arzthelferinnen, Psychologen, Sozialarbeiter und Sozialpädagogen, Ergotherapeuten, Musiktherapeuten, Krankengymnasten u.ä.

Möge das vorliegende Taschenbuch dazu beitragen, den Wissensstand über Psychopharmaka und den adäquaten Umgang mit ihnen zu verbessern und die Vorurteile gegenüber dieser eminent wichtigen Medikamentengruppe abzubauen.

Dem Urban & Fischer Verlag danken wir für die harmonische Zusammenarbeit, die verbesserte, moderne Layout-Gestaltung und die neue Bildausstattung des Taschenbuches.

Wasserburg/München und Weinsberg im März 2002
die *Verfasser*

Abbildungsnachweis

E 134	HT4181: O. Ungerer, Der gesunde Mensch, 7. Aufl., Verlag Handwerk und Technik, Hamburg
E 226-002	J.A. Hobson, Schlaf-Gehirnaktivität im Ruhestand, Spektrum der Wissenschaften Verlagsgesellschaft mbH, 1990, Umschlagbild © Spektrum Akademischer Verlag, Heidelberg, Berlin
J 660	MEV Verlag GmbH Augsburg
J 666	PhotoDisc, Seattle
K 103	H. v. Heidenhaber, München
K 225	DOEHRING's, Lübeck
L 157	S. Adler, Lübeck
M 100	Autoren
M 161	M. Zimmer, Bammental
O 148	K. Skodda, Quedlinburg
O 216	R. Michel, Wolfratshausen
V 228	Synthes GmbH, Bochum
V 318	Krewel-Meuselbach GmbH, Eitorf

Inhalt

Anhang

I Allgemeiner Teil

1 Einführung

Wohl kaum eine andere Arzneimittelgruppe hat durch ihre Einführung so immense therapeutische Möglichkeiten eröffnet wie die Psychopharmaka. In den rund 50 Jahren seit ihrer Entdeckung haben sie vielen psychisch Kranken entscheidend geholfen und dafür gesorgt, dass seelische Krankheiten auch durch Nicht-Nervenärzte (Allgemeinärzte) behandelt werden können. Heute sind die Psychopharmaka aus der Therapie psychischer Erkrankungen nicht mehr wegzudenken, die Weltgesundheitsorganisation (WHO) hat neun Substanzen aus dieser Gruppe in die Liste der unentbehrlichen Medikamente aufgenommen.

Seelische Erkrankungen sind am häufigsten

Etwa ein Viertel der Bevölkerung leidet an psychischen Störungen, die der Behandlung bedürfen, und bei den Patienten eines Allgemeinarztes beträgt der Anteil psychisch Kranker rund ein Drittel. Somit ist die Behandlung psychischer Erkrankungen sozial- medizinisch von großer Bedeutung. Weil die Arzneimitteltherapie im System der medizinischen Versorgung nach wie vor eine dominierende Stellung einnimmt, gehören Psychopharmaka dementsprechend zu den meistverordneten Medikamenten überhaupt.

Pro und kontra Psychopharmaka

Ablehnung

Keine andere Arzneimittelgruppe ist so umstritten und wird so emotional diskutiert wie die Psychopharmaka. Die vertretenen Ansichten sind teilweise sehr undifferenziert, denn es bestehen leider – gefördert durch negative Schlagzeilen und eine häufig unqualifizierte Berichterstattung in den Medien – erhebliche Vorurteile gegen Psychopharmaka.

Umfrageergebnisse

In den letzten Jahren durchgeführte repräsentative Umfragen, wie die Behandlung mit Psychopharmaka in der deutschen Bevölkerung gesehen wird, ergaben, dass verglichen mit anderen Industriestaaten in keinem Land der Wissensstand derartig niedrig ist. Auf die Frage nach der am besten geeigneten Behandlung für psychische Erkrankungen wie Schizophrenie oder Depression nannte nur jeder Siebte Psychopharmaka als Möglichkeit (siehe Abbildung 1). Dagegen wurde mehr als doppelt so häufig von ihrem Gebrauch abgeraten. Der Anteil derer, die eine medikamentöse Behandlung befürworten, ist nach diesen repräsentativen Umfragen nur geringfügig höher als der Anteil der Akupunktur-Befürworter und liegt unter dem Anteil der Yoga-Befürworter, obwohl es für die Wirksamkeit dieser Verfahren bei depressiven oder gar schizophrenen Erkrankungen keinen Nachweis gibt.

An den ins Feld geführten Argumenten wird ein erschreckendes Unwissen über die Psychopharmaka deutlich. Es zeigt sich auch, dass nicht zwischen den verschiedenen Psychopharma-

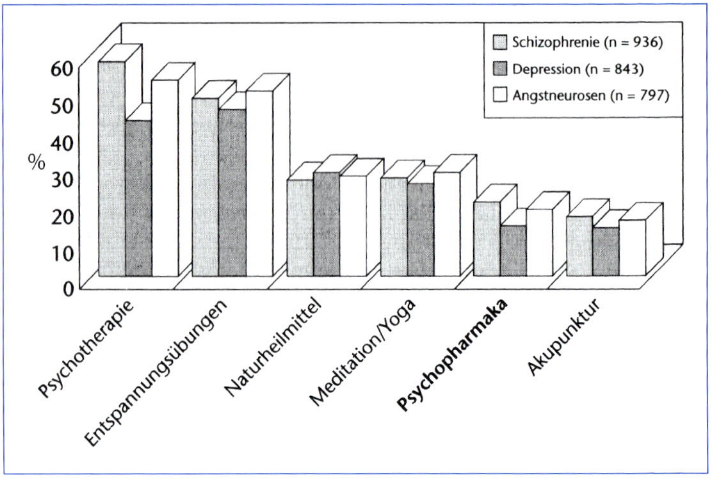

Abbildung 1: Einstellung der Bevölkerung zur Anwendung unterschiedlicher Behandlungsmethoden bei psychischen Erkrankungen (nach Angermeyer et al. 1993)

ka-Gruppen differenziert wird, sondern dass sie offenbar alle mit den Beruhigungsmitteln (Tranquilizern) gleichgesetzt werden. So wird stereotyp behauptet: Psychopharmaka dienen zur Ruhigstellung, sie liefern die Patienten den Ärzten aus, machen abhängig und verursachen schwere Nebenwirkungen.

Zustimmung

Demgegenüber ergaben Befragungen von Patienten in verschiedenen psychiatrischen Kliniken (Landes-/Bezirkskrankenhäuser), dass für sie die medikamentöse Behandlung den zweithöchsten Rang unter den Therapiemaßnahmen einnahm, knapp hinter den Therapiegesprächen. Von den Betroffenen selbst werden Psychopharmaka als positiv und hilfreich beurteilt.

Ein Rückblick auf die Geschichte

Es wird häufig vergessen, wie es für Menschen mit psychischen Erkrankungen früher war, bevor die Psychopharmaka entdeckt wurden. Jahrhundertelang wurden sie eingesperrt in Verliese, man betrachtete sie als „Hexen" oder „vom Teufel besessen". Zur „Therapie" der Geisteskrankheiten wurden Folterinstrumente verwendet, wie die Drehmaschine, das Tropfbad, glühende Eisen oder Stricke. Als Arzneimittel dienten in erster Linie Rauschdrogen, die euphorische Zustände oder Halluzinationen erzeugten, darunter auch Alkohol, Haschisch oder Kokain, die in heutiger Zeit als Suchtdrogen gelten.

Erst nach der Französischen Revolution kam es zur Befreiung der Kranken aus Ketten und Kerkern und zu einem Umschwung in der Behandlung. Angewandt wurden jetzt eher dämpfende Arzneimittel wie Sedativa und Hypnotika, mit deren Hilfe z.B. Aggressivität oder psychotische Unruhe beherrscht werden konnten, ohne den Kranken ständig einsperren zu müssen. Doch der großzügige Einsatz dieser Mittel führte auch dazu, dass die psychiatrischen Krankenhäuser Verwahranstalten glichen, in denen die Kranken in einer Art Dämmerzustand dahinvegetierten.

Das Zeitalter der modernen Psychopharmaka begann 1952 mit der Entdeckung des Chlorpromazins. Tabelle 1 zeigt die Meilensteine der Psychopharmaka-Geschichte im Überblick. Die Ent-

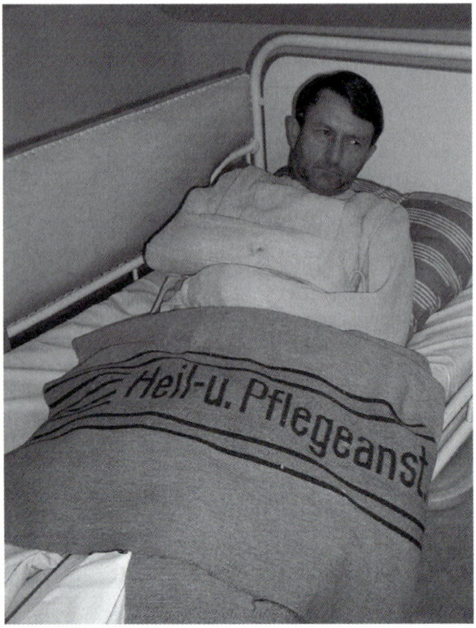

Abbildung 2: Wie es früher war: Zwangsjacke zur Ruhigstellung erregter Patienten

wicklung der modernen Psychopharmaka brachte eine Öffnung der psychiatrischen Krankenhäuser mit sich. Hunderttausende konnten zwar nicht von ihrer Krankheit, aber vom Zwang der Dauerhospitalisierung befreit werden. Heute ist es dank der modernen Psychopharmaka möglich, dass sehr viele psychisch Kranke beruflich und sozial wieder voll integriert werden und die Therapie „humaner“ gestaltet werden kann.

Tabelle 1: Meilensteine der Psychopharmaka-Geschichte

Vorgeschichte	Gebrauch psychotrop wirkender Rauschdrogen: Opium, Haschisch, Koka, Peyotl und andere mittelamerikanische Rauschdrogen, Alkohol
Mittelalter	Verwendung von Pflanzenextrakten, z.B. als Schlafschwamm oder Hexentrunk (Stechapfel, Mandragora, Eisenhut, Rauwolfia, Hyoscyamus, Belladonna), Helleborus (Nieswurz, Germer)

Tabelle 1: Fortsetzung

1803	Morphin wird aus Opium isoliert.
19. Jhdt.	Mitte des 19. Jhdt. sind Bromide die ersten Substanzen, die als Beruhigungs- und Schlafmittel verordnet werden. Chloralhydrat wird als Schlafmittel eingeführt, Paraldehyd folgt wenig später.
1903	Barbital, das erste Barbiturat, wird synthetisiert; Barbiturate stehen im Zentrum der medikamentösen Behandlung.
1949	J. Cade entdeckt die antimanische Wirkung von Lithium.
1952	J. Delay und P. Deniker berichten über die antipsychotische Wirkung von Chlorpromazin (Megaphen®); es gilt als das erste „moderne" Neuroleptikum.
1957	R. Kuhn beschreibt die antidepressive Wirksamkeit von Imipramin (Tofranil®). Die trizyklischen Antidepressiva beenden die therapeutische Ratlosigkeit früherer Zeiten in der Therapie von Depressionen.
1958	P. Janssen entdeckt Haloperidol (Haldol®), das erste Neuroleptikum aus der Gruppe der Butyrophenone.
1960	Chlordiazepoxid (Librium®) wird als erstes Derivat der Benzodiazepine durch Sternbach eingeführt; drei Jahre später folgen Diazepam (Valium®) und in den nächsten Jahren viele weitere Benzodiazepin-Tranquilizer.
1972	Clozapin, die erste antipsychotisch wirksame Substanz, die keine klassischen (extrapyramidalen) Nebenwirkungen verursacht, wird zugelassen.

Seit Mitte der 80er-Jahre gibt es eine ganze Reihe neuer atypischer Neuroleptika und spezifisch wirkender Antidepressiva. Auch zur Behandlung von Suchterkrankungen und Demenzen stehen neue Psychopharmaka zur Verfügung. Es bleibt abzuwarten, ob sich eine dieser Substanzen als Meilenstein etablieren kann.

Fehlentwicklungen

Verständlicherweise lösten solche entscheidenden Fortschritte eine gewisse Psychopharmaka-Euphorie aus und es kam häufig zu einer unkritischen und unkontrollierten Anwendung dieser Medikamente.

So wurden z.B. nur noch Neuroleptika eingesetzt und auf begleitende psycho- oder soziotherapeutische Maßnahmen verzichtet, Tranquilizer sah man als medikamentöse Konfliktlöser an.

Die Kritik daran war oft nicht sachlich fundiert, sondern benutzte stattdessen Schlagworte wie „chemische Zwangsjacke", „verordnete Anpassung" oder „Pillenkeule". Leider lässt sich nicht genau belegen, wie viele Patienten – durch diese Kampagnen verunsichert und irritiert – ihre dringend benötigten Medikamente (z.B. Neuroleptika oder Antidepressiva) abrupt absetzten, mit der Folge, dass sie wieder erkrankten und in psychiatrische Kliniken aufgenommen werden mussten oder einen Selbstmordversuch unternahmen oder unter schwersten Entzugserscheinungen litten.

Mehr Antidepressiva, weniger Beruhigungsmittel

Die zum Teil berechtigte öffentliche Kritik sowie die fachliche Information der Ärzte hat zu einer Trendwende geführt. So ist in den letzten zehn Jahren ein deutlicher Rückgang bei der Verordnung von Beruhigungsmitteln (Tranquilizern) und eine sachgerechtere Verordnung der einzelnen Psychopharmaka-Gruppen zu verzeichnen. Abbildung 3 zeigt, wie sich die Verordnung von Psychopharmaka über einen Zeitraum von zehn Jahren (1990 bis 2000) entwickelt hat (gilt für gesetzlichen Krankenversicherungs-/ambulanten Bereich).

Die Verordnungen für Antidepressiva und Neuroleptika haben im 10-Jahreszeitraum von 1990 bis 2000 deutlich zugenommen, wobei die Antidepressiva sich sogar mehr als verdoppelt haben. Die Tranquilizer hatten einen starken Rückgang zu verzeichnen, scheinen sich jetzt allerdings auf einem deutlich niedrigerem Niveau zu stabilisieren. Auch bei den Hypnotika ist seit

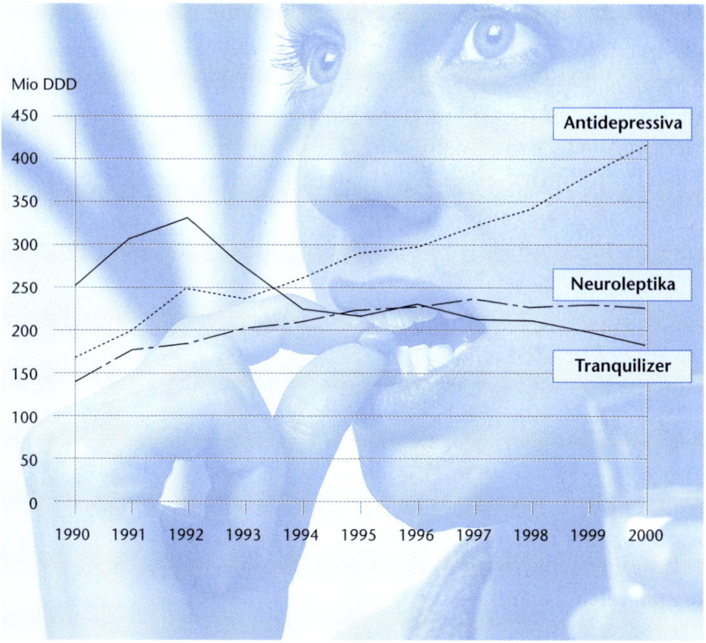

Abbildung 3: Verordnung von Psychopharmaka – bezogen auf definierte Tagesdosen (DDD) – im 10-Jahres-Vergleich (1990 bis 2000, modifiziert nach Schwabe und Paffrath 2002) [Hintergrund: K 103, Zeichnung L 157]

1990 eine kontinuierliche Abnahme zu beobachten, während die Verordnungen für pflanzliche Psychopharmaka über den 10-Jahreszeitraum betrachtet insgesamt kräftig zugenommen haben. Allerdings ist seit 1999 auch bei dieser Gruppe ein leichter Aufwärtstrend zu verzeichnen.

Pro Jahr werden in Deutschland ca. 1,5 Mrd. Packungen Arzneimittel verkauft, berechnet nach Verkaufspreisen beläuft sich der Gesamtumsatz auf knapp 30 Mrd. € (Apotheken). Für die Selbstmedikation mit rezeptfreien Präparaten aus der Apotheke betragen die Kosten knapp 4 Mrd. €, mit frei verkäuflichen Arzneimitteln liegen sie bei ca. 750 Mio. €. Bezogen auf die medizinischen Anwendungsgebiete (Indikationen) gehören die Psychopharmaka zu den verordnungsstärksten Gruppen: Insgesamt werden jährlich ca. 80 Mio. Packungen an Psychopharmaka verkauft – d.h. je Einwohner eine Packung!

Es ist unbestritten, dass Psychopharmaka aus der Therapie nicht mehr wegzudenken sind. Bei ihrem Einsatz sind jedoch bestimmte Punkte zu beachten. Wir möchten mit diesem Buch den interessierten Leser sachlich hierüber informieren und die Möglichkeiten, Grenzen und Gefahren der Psychopharmaka aufzuzeigen.

2 Einteilung der Psychopharmaka

Was sind Psychopharmaka?

Der Begriff Psychopharmakon taucht bereits im Mittelalter auf, allerdings in einem völlig anderen Zusammenhang, nämlich als Titel einer Sammlung von Trost- und Sterbegebeten des Reinhardus Lorichius (1548).

Gegen Ende des 19. Jahrhunderts untersuchte Kraepelin, wie sich verschiedene Genuss- und Arzneimittel auf einfache psychische Vorgänge auswirken. Dabei befasste er sich mit Alkohol und Tee, aber auch mit Morphium und Chloralhydrat. Mit diesen Studien wurde er zum Begründer der so genannten „Pharmakopsychologie".

Merke

Psychopharmaka sind Substanzen, die mehr oder weniger gezielt Stoffwechselprozesse im Gehirn beeinflussen und sie bei Störungen bzw. Fehlregulationen normalisieren können.
Im weitesten Sinne ist jede Substanz, die in die Steuerungsfunktionen des zentralen Nervensystems eingreift und seelische Abläufe verändert („psychotroper Effekt"), ein Psychopharmakon. Dieser weitgefasste Begriff bezieht sich z.B. auch auf Analgetika, Stimulanzien und Rauschdrogen.

Wie unterscheiden sie sich?

Psychopharmaka lassen sich nach verschiedenen Gesichtspunkten in Gruppen einteilen, und ihre wachsende Zahl hat dazu geführt, dass immer wieder neue Klassifizierungen vorgeschlagen wurden. Manche Einteilungen orientieren sich an der chemischen Struktur (konnten sich jedoch nicht durchsetzen, da chemisch nahe verwandte Stoffe klinisch oft sehr unterschiedliche Wirkungen hervorrufen), andere gehen von den biochemischen oder neurophysiologischen Wirkmechanismen aus.

Rückblick

Nur noch historische Bedeutung hat heute eine Klassifikation, die bereits 1957 von Delay vorgeschlagen wurde. Er unterteilte die Psychopharmaka nach der angestrebten therapeutischen Wirkung in drei Gruppen:

- Psycholeptika – mit vorwiegend dämpfender Wirkung auf die Psyche (Neuroleptika, Tranquilizer, Schlafmittel)
- Psychoanaleptika – mit vorwiegend anregender Wirkung auf die Psyche (Antidepressiva, Psychostimulanzien)
- Psychodysleptika – können psychotische Zustände künstlich hervorrufen (LSD, Pilzgifte)

Heute werden die **Psychopharmaka im engeren Sinne** (= klassische Psychopharmaka) üblicherweise in folgende Gruppen eingeteilt:

- Tranquilizer (Beruhigungsmittel)
- Hypnotika (Schlafmittel)
- Antidepressiva
- Stimmungsstabilisierer oder Phasenprophylaktika (Lithium, Carbamazepin)
- Neuroleptika (Antipsychotika)
- Antidementiva/Nootropika (Mittel bei Demenzen)

Zu den Psychopharmaka im weiteren Sinne gehören Psychostimulanzien, Parkinsonmittel und Antiepileptika.

Schließlich gibt es noch einige Substanzen wie Clomethiazol, Acamprosat oder Disulfiram, die sich keiner der Gruppen zuordnen lassen.

Neu auf den Markt gekommen sind spezifische Mittel zur Raucherentwöhnung und zur Drogensubstitution.

Enge Beziehungen zu psychiatrischen Erkrankungen besitzen moderne „Lifestyle“-Medikamente wie das Sexualtherapeutikum Sildenafil oder die neuen Mittel zur Gewichtsreduktion (Orlistat, Sibutramin).

Neben den chemischen Substanzen gibt es auch Psychopharmaka, die aus Pflanzen bzw. Pflanzeninhaltsstoffen gewonnen werden: Man bezeichnet sie als Phytopharmaka.

Merke

Exakte Abgrenzungen zwischen den einzelnen Psychopharmaka-Gruppen sind nicht immer möglich. Untersuchungen zur Überprüfung der Wirkeigenschaften legen wie die Entwicklung neuerer Substanzen nahe, dass die Übergänge zwischen Neuroleptika, Antidepressiva und Tranquilizern fließend sein können und zum Teil dosisabhängig sind.

Des Weiteren kann es sinnvoll sein, zwischen Psychopharmaka zur Therapie und Psychopharmaka zur Rezidivprophylaxe (Rückfallverhütung) zu unterscheiden.

3 Der richtige Umgang mit Psychopharmaka

3.1 Psychopharmaka – für wen?

Seit es möglich ist, psychische Funktionen mehr oder weniger gezielt mit Psychopharmaka zu beeinflussen, kam es zu einer stürmischen Entwicklung: Psychopharmaka gehören heute zu den am meisten verordneten Medikamenten und werden von fast jedem Arzt routinemäßig eingesetzt. Es dürfte unbestritten sein, dass sich die Behandlungsmöglichkeiten seelischer Krankheiten durch diese Substanzen entscheidend erweitert haben.

Wann sind Psychopharmaka unverzichtbar?

In der Behandlung der psychiatrischen Krankheiten, die traditionell als „Psychosen“ bezeichnet werden (das heißt Erkrankungen, bei denen organische Veränderungen und Stoffwechselstörungen im Gehirn vorliegen, wie z.B. organische Psychosen, manisch-depressive Erkrankungen, schizophrene Psychosen), sind Psychopharmaka unverzichtbar. Hier haben sie zur Humanisierung der Psychiatrie beigetragen. Denn dank ihrer Hilfe sind diese Erkrankungen – z.T. entscheidend – behandelbar geworden und die Voraussetzungen für soziotherapeutische und psychologische Behandlungsmaßnahmen geschaffen.

Merke

Die sozialpsychiatrischen Fortschritte der letzten Jahrzehnte (Öffnung der „Anstalten", Bettenreduktion, Verkürzung der Verweildauer in Nervenkliniken, Möglichkeit ambulanter Behandlung) basieren auf der Entwicklung wirksamer Psychopharmaka.

Wann sind Psychopharmaka hilfreich?

Einen hohen Stellenwert haben Psychopharmaka in der Behandlung von Symptomen wie Schlafstörungen, Angst-, Panik- und Erregungszuständen, die recht häufig sind, sowie bei chronischen Schmerzsyndromen und zur vorübergehenden Sedierung (z.B. vor operativen Eingriffen).

Bei reaktiven seelischen Störungen (Krisen, die durch die Umgebung oder bestimmte Situationen bedingt sind) sollten Psychopharmaka nur in begründeten Fällen angewandt werden, denn oft können entlastende Gespräche, Zuwendung und Entspannungsverfahren sie bereits zum Abklingen bringen.

Entwicklungsbedingte seelische Störungen (so genannte Neurosen) bedürfen einer gezielten Psychotherapie, z.B. in Form einer Verhaltenstherapie oder einer Partner- bzw. Familientherapie. Schwerere Neurosen können, wenn sie sich akut verschlimmern oder wenn in einer akuten Krise Selbstmordgefahr besteht, (vorübergehend) eine medikamentöse Behandlung mit Psychopharmaka erforderlich machen.

Schließlich gibt es einen eher kleinen Prozentsatz konstitutionell nervöser Menschen („psychovegetative Störung", „Neurasthenie"), bei denen physikalische Maßnahmen und eine Beratung in Bezug auf ihre Lebensführung nicht ausreichen, sondern die nur mittels Psychopharmaka individuell und sozial stabilisierbar zu sein scheinen.

Merke

Der Stellenwert von Psychopharmaka in der Behandlung psychischer Störungen ist sehr unterschiedlich und hängt von der Art der psychischen Erkrankung ab.

Grenzen und Gefahren bestimmter Psychopharmaka

Während ihre große Bedeutung in der Behandlung von Psychose-Kranken kaum abzustreiten ist, zeigen sich die Grenzen, ja Gefahren der Psychopharmaka, wenn sie unkritisch eingesetzt werden und nur zur „Ruhigstellung" oder zur Erleichterung des Lebens („happy pills") dienen. Das ist vor allem ein Nachteil der Tranquilizer, der Psychopharmaka-Gruppe, die lange Zeit am häufigsten verordnet wurde. Sie können Konflikte zudecken und so den für eine Psychotherapie erforderlichen Leidensdruck reduzieren. Der fatale Irrglauben, mit ihrer „Hilfe" ließe es sich besser und leichter leben, führt schließlich zu einer unkontrollierten Einnahme, der „Gebrauch" wird zum „Missbrauch".

Missbrauch von Beruhigungsmitteln

Heute wird die Zahl der Medikamentenabhängigen in der Bundesrepublik auf etwa eine Million geschätzt. Bei den Medikamenten handelt es sich vor allem um Schmerzmittel (Analgetika), Schlafmittel (Hypnotika) und Beruhigungsmittel (Tranquilizer).

Individuelle Faktoren

Es ist wichtig zu wissen, dass die Wirkung von Psychopharmaka – insbesondere von Beruhigungsmitteln – auch von Persönlichkeitsfaktoren und der individuellen Situation abhängig ist. Eine Rolle spielt auch die Einstellung zum Medikament: Manche Patienten erwarten „Wunder" von „ihrem" Medikament, andere schreiben den auftretenden Nebenwirkungen gar die eigentliche Schuld an ihrem Kranksein zu.

Im Beipackzettel sind heute aus juristischen Gründen auch ganz seltene Nebenwirkungen erwähnt. Dies kann manche Patienten stark verunsichern und ihr Vertrauen in das Medikament (und zum verordnenden Arzt) untergraben. Möglicherweise verändern oder beenden sie daraufhin eigenmächtig die Therapie. Doch fehlende Therapietreue kann sich für den Patienten als nachteilig erweisen. Entscheidend ist daher die Frage, was gefährlicher ist, die Medikamente oder die Krankheit.

Psychopharmaka und/oder Psychotherapie?

Grundsätzlich muss für jeden Patienten ein **individueller Gesamtbehandlungsplan** mit unterschiedlicher Gewichtung und definiertem Zeitablauf der zum Einsatz kommenden Therapieverfahren aufgestellt werden.

Der leider nach wie vor anzutreffende Standpunkt „Medikamente *oder* Psychotherapie" ist längst überholt und als unsinnig anzusehen, denn zum Umgang mit seelisch Kranken gehört immer eine psychotherapeutische Grundhaltung. In vielen Fällen ist nur durch die Kombination beider Behandlungsverfahren ein optimales Therapieergebnis möglich.

Wie gut das „therapeutische Klima" – die Arzt-Patienten-Beziehung – ist, spielt auch bei der Therapie mit Psychopharmaka eine zentrale Rolle; wichtig ist eben nicht nur *was*, sondern auch *wie* ein Medikament verordnet wird (M. Balint spricht sogar von der „Droge Arzt").

Merke

Psychopharmaka sind in der Behandlung seelischer Krankheiten unverzichtbar. Ein zentrales Problem ist dabei das Motiv der Verordnung/der Einnahmegrund: Während ein Teil der Patienten immer wieder leichtfertig rasch Psychopharmaka verordnet bekommt, werden sie einem anderen Teil ungerechtfertigterweise vorenthalten. Der Stellenwert der Psychopharmaka-Behandlung hängt also entscheidend von der Art der psychischen Störung ab.

3.2 In welcher Form und wie lange werden Psychopharmaka verabreicht?

Darreichungsformen

Psychopharmaka gibt es wie andere Medikamente in verschiedenen Darreichungsformen. Dabei handelt es sich um eine Art Verpackung für den Wirkstoff oder verschiedene so genannte Trägersubstanzen, in die der Wirkstoff eingemischt ist. Die unterschiedlichen Formen eines Arzneimittels (in der Fachsprache: Galenik) tragen entscheidend dazu bei, ob es lange oder kurz wirkt, ob seine Wirkung sofort oder mit einer gewünschten Verzögerung eintritt, ob der Wirkstoff im Körper auf einmal oder nur portionsweise zur Verfügung steht.

Ampullen (zur Injektion oder Infusion)

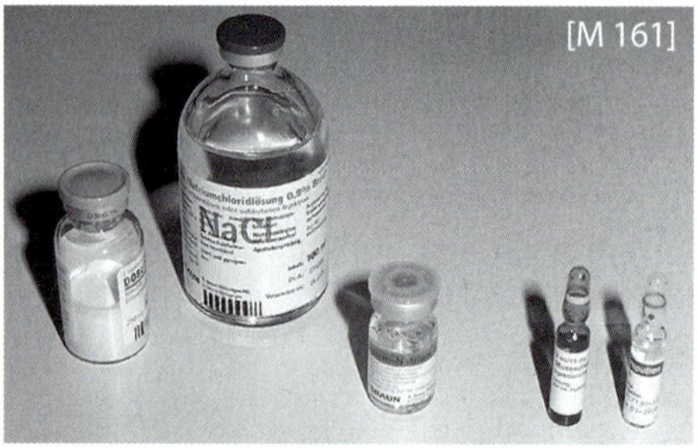

Wenn ein möglichst rascher Wirkungseintritt erreicht werden soll, ist es am besten, das Medikament zu spritzen (intravenöse oder intramuskuläre Injektion). Auch bei Patienten, die krankheitsbedingt nicht in der Lage sind, Arzneimittel zu schlucken, ist das die ideale Applikationsart. Die intravenöse Injektion darf ausschließlich mit wässrigen Zubereitungen erfolgen.

Eine Besonderheit stellen Depot-Ampullen dar. Sie enthalten den Wirkstoff entweder in öliger Lösung oder als Kristallsuspension und dürfen nur intramuskulär verabreicht werden. Ihre besondere galenische Verarbeitung gewährleistet, dass der Wirkstoff sehr langsam im Körper freigesetzt wird und die Abstände zwischen den einzelnen Gaben (Dosierungsintervalle) dementsprechend groß sein können. Bislang liegen von den Psychopharmaka nur die Neuroleptika in Depotform vor und müssen, je nach Wirkstoff und Anwendungsgebiet in 1- bis 4-wöchigen Abständen gespritzt werden. Die sichere, zuverlässige Freisetzung des Wirkstoffes und die regelmäßigen Arzttermine sind für Patient und Arzt von Vorteil. Inzwischen gibt es auch ein kurzzeitig wirksames Depotpräparat (2–3 Tage Wirkdauer), das vorrangig in der Behandlung akuter Erregungszustände eingesetzt wird.

Ampullen zur intravenösen Infusion stellen eine Sonderform dar. Auf diese Weise bekommt der Körper über einen längeren Zeitraum eine konstante Menge des Wirkstoffes zugeführt und die ausgeschiedene oder inaktivierte Menge des Wirkstoffes wird laufend ersetzt. So lässt sich erreichen, dass seine Konzentration (der Wirkstoffspiegel) im Körper immer gleich bleibt. Bewährt hat sich diese Darreichungsform z.B. bei schweren, therapieresistenten Depressionen.

Tabletten, Kapseln oder Dragees

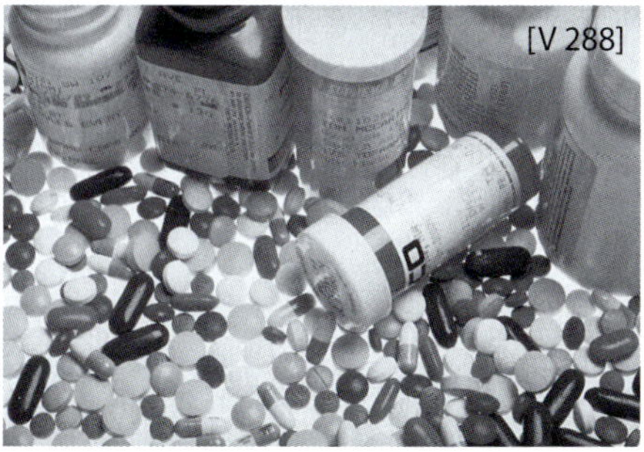

Sie werden über den Mund eingenommen und daher als orale Arzneiformen bezeichnet. Dragees sind Tabletten mit einem lackartigen Überzug. Kapseln besitzen eine geschmacksneutrale Hülle aus Gelatine oder Stärke. Häufig sind sie mit einem magensaftresistenten Überzug (zum Schutz vor der Auflösung durch den Magensaft) versehen, damit der Wirkstoff erst im Darm freigesetzt wird. Man schluckt sie am besten mit reichlich Wasser und sollte sie möglichst nicht im Liegen einnehmen. Eine interessante Weiterentwicklung bei diesen festen oralen Arzneiformen sind kleine Plättchen, die sich sekundenschnell im Mund auflösen, sodass der Wirkstoff direkt über die Mundschleimhaut in den Körper gelangt (z.B. Tavor Expidet® Plättchen, Zyprexa® Velotab).

Tropfen und Saft

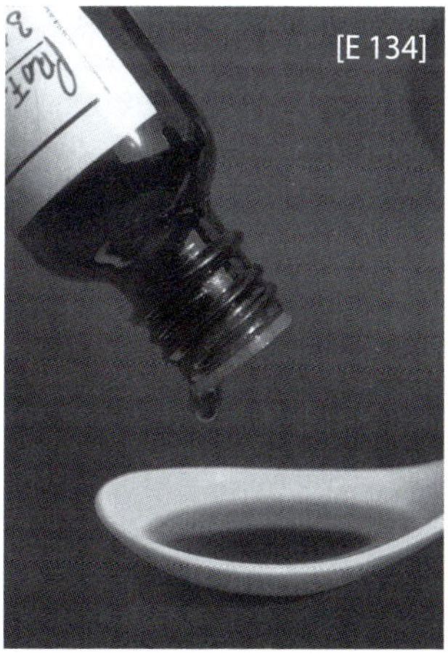

Bei diesen flüssigen oralen Arzneiformen werden Messpipetten oder Messlöffel in der Packung mitgeliefert. Es ist wichtig, diese Dosierungshilfen bei der Einnahme zu verwenden, da sich die angegebenen Dosierungen auf sie beziehen. Da bei vielen Tropfen oder Säften der Wirkstoff nicht in gelöster Form, sondern als Suspension vorliegt, darf man nicht vergessen, die Flasche vor dem Gebrauch gut zu schütteln, damit sich der Wirkstoff gleichmäßig in der Flüssigkeit verteilt.

Zäpfchen (Suppositorien) und Mini-Klistiere (Rectiolen)

Mini-Klistiere (Rectiolen) und Zäpfchen (Suppositorien) werden rektal (in den Mastdarm) angewendet. Wegen der besonderen physiologischen Verhältnisse im Mastdarm ist die Wirkstoffaufnahme in den Körper häufig unvollständig und ungleichmäßig. Daher müssen für rektale Arzneiformen höhere Dosierungen gewählt werden.

Dosierung

Psychopharmaka werden grundsätzlich individuell dosiert. Manche müssen mehrmals täglich eingenommen werden, andere nur einmal am Tag (z.B. Retard-Präparate mit verzögertem Wirkungseintritt). Wenn sie eher sedierend wirken, sollten sie bevorzugt abends genommen werden, bei aktivierenden Mitteln empfiehlt sich eine morgendliche Einnahme (siehe Tabelle 2). Grundsätzlich ist im Akutstadium der Erkrankung eine höhere Dosierung (evtl. als Spritze oder Infusion) notwendig, nach eingetretener Besserung wird die Dosis verringert bis zur so genannten Erhaltungsdosis. Zur besseren Verträglichkeit werden manche Psychopharmaka (z.B. Antidepressiva) auch „einschleichend“ dosiert, also langsam gesteigert.

Die Häufigkeit der Einnahme wird in hohem Maße durch die so genannte Halbwertszeit des Wirkstoffes bestimmt. Sie gibt an, in welcher Zeitspanne die Wirkstoffmenge um die Hälfte abnimmt. Halbwertszeiten von 20 Stunden und mehr erlauben in der Regel, das Medikament nur einmal täglich einzunehmen, kürzere Halbwertszeiten machen die zwei- oder mehrmalige Verabreichung eines Medikaments erforderlich.

Je nach vorliegendem Krankheitsbild muss die Einnahme regelmäßig erfolgen, manchmal aber auch nur bei Bedarf (z.B. Tranquilizer, Schlafmittel).

Merke

Von der eigenmächtigen Einnahme von Tranquilizern ohne (fach-)ärztliche Kontrollen ist wegen der Gewöhnungsgefahr (siehe Teil I, Kapitel 3.6) unbedingt abzuraten.

Die zuverlässige Einnahme der Medikamente **(Einnahmetreue, Compliance)** ist eminent wichtig; ihre Dosis sollte nur nach Rücksprache mit dem behandelnden Arzt verändert werden.

> **Ratschlag**
>
> Die Dosis nur nach Rücksprache mit dem behandelnden (Fach)-Arzt ändern!

Tabelle 2: Psychopharmaka: Einnahmeschwerpunkt (Auswahl)

Substanz-gruppe	Bevorzugte Einnahme am Morgen bzw. möglichst nicht später als 16.00 Uhr	Bevorzugte Einnahme am Abend bzw. bei mehreren Tagesdosen abendlicher Einnahme-schwerpunkt
Anti-depressiva	Desipramin (Pertofran®) Fluoxetin (Fluctin®) Fluvoxamin (Fevarin®) Moclobemid (Aurorix®) Paroxetin (Seroxat®, Tagonis®) Reboxetin (Edronax®) Venlafaxin (Trevilor®) Viloxazin (Vivalan®)	Amitriptylin (Saroten®) Doxepin (Aponal®) Maprotilin (Ludiomil®) Mianserin (Tolvin®) Mirtazapin (Remergil®) Nefazodon (Nefadar®) Trimipramin (Stangyl®)
Neuro-leptika	Amisulprid (Solian®) Bromperidol (Impromen®) Flupentixol (Fluanxol®) Risperidon (Risperdal®) Sulpirid (Dogmatil®)	Chlorprothixen (Truxal®) Levomepromazin (Neurocil®) Melperon (Eunerpan®) Pipamperon (Dipiperon®) Promethazin (Atosil®) Quetiapin (Seroquel®)
Anti-dementiva (Nootro-pika)	Nicergolin (Sermion®) Nimodipin (Nimotop®) Piracetam (Nootrop®)	Donepezil (Aricept®)
Parkinson-mittel	Amantadin (PK-Merz®) Selegilin (Movergan®)	

Einnahmedauer

Es gibt keine allgemein gültige Regel, für wie lange Zeit Psychopharmaka eingenommen werden müssen. Die Dauer der Einnahme hängt vom individuellen Krankheitsverlauf ab. Nicht wenige seelische Erkrankungen erfordern es, dass die Medikamente auch nach Abklingen der Beschwerden noch weiter eingenommen werden, um den Zustand zu stabilisieren und einen Rückfall zu verhüten (= Rezidivprophylaxe). Dies ist beispielsweise bei Antidepressiva, Neuroleptika und besonders bei Lithium der Fall. Diese Medikamente müssen gerade, *weil* es den Patienten gut geht, weiter eingenommen werden. Leider gehört es zum psychiatrischen Alltag, dass Patienten wiedererkranken, weil sie die (zur Rückfallverhütung meist niedrig dosierten) Medikamente eigenmächtig abgesetzt haben.

Wenn eine Erkrankung erstmalig aufgetreten ist, wird heute empfohlen, die Behandlung mit **Antidepressiva** noch sechs bis zwölf Monate nach Abklingen der Akutsymptomatik weiterzuführen. Bei wiederholten depressiven Episoden ist je nach Verlauf der Erkrankung mitunter eine jahrelange Behandlung mit Antidepressiva oder auch Lithium bzw. anderen Stimmungsstabilisierern notwendig.

Neuroleptika sollen bei einer Ersterkrankung noch etwa neun bis zwölf Monate nach Besserung der Symptomatik weitergegeben werden. Bei Zweit- oder Mehrfacherkrankungen wird im Allgemeinen eine Behandlungsdauer von zwei bis fünf Jahren vorgeschlagen. Patienten, die sehr häufig erkranken, sollten eine Dauertherapie erhalten.

Für Benzodiazepin-**Tranquilizer** gilt wegen der Abhängigkeitsgefahr die Empfehlung, sie maximal vier Monate lang einzusetzen. **Schlafmittel** sollten in der Regel nicht länger als vier Wochen kontinuierlich eingenommen werden. In Einzelfällen können allerdings auch längere Behandlungszeiten notwendig sein.

Merke

Die Einnahmedauer von Psychopharmaka lässt sich nicht einheitlich festlegen. Manche müssen über einen längeren Zeitraum genommen werden (z.B. Neuroleptika), andere dürfen in der Regel nicht zu lange eingesetzt werden (z.B. Benzodiazepin-Tranquilizer).

Ratschlag

Bei einigen Psychopharmaka kann es Wochen (z.B. Antidepressiva) oder Monate (z.B. Antidementiva) dauern, bis die gewünschte Wirkung eintritt.

Hinweise zum richtigen Zeitpunkt für die Beendigung einer Therapie finden sich auch in Teil I in den Kapiteln 3.5 und 3.8. Grundsätzlich sollten Psychopharmaka allmählich („ausschleichend") abgesetzt werden.

3.3 Wirkmechanismen der Psychopharmaka

Wie bei den meisten Medikamenten ist es nicht möglich, für die Psychopharmaka einen eindeutig kausalen (Ursache-Wirkungs-) Zusammenhang herzustellen. Vermutlich greifen sie in einer erst teilweise erforschten Art und Weise in äußerst komplexe neurobiologische Abläufe ein, beeinflussen also die biologischen Grundlagen seelischer Störungen und Erkrankungen. Dabei muss man sich vor Augen halten, dass das Gehirn – als kompliziertestes Organ des Menschen – aus ca. 15 Mrd. Nervenzellen besteht und dass trotz beeindruckender Erkenntnisse der modernen Hirnforschung die Ursachen vieler Nervenkrankheiten bislang noch nicht vollständig geklärt sind.

Die Rolle der Neurotransmitter

Psychopharmaka entfalten ihre Wirkung vor allem über so genannte Neurotransmitter (körpereigene Botenstoffe, Überträ-

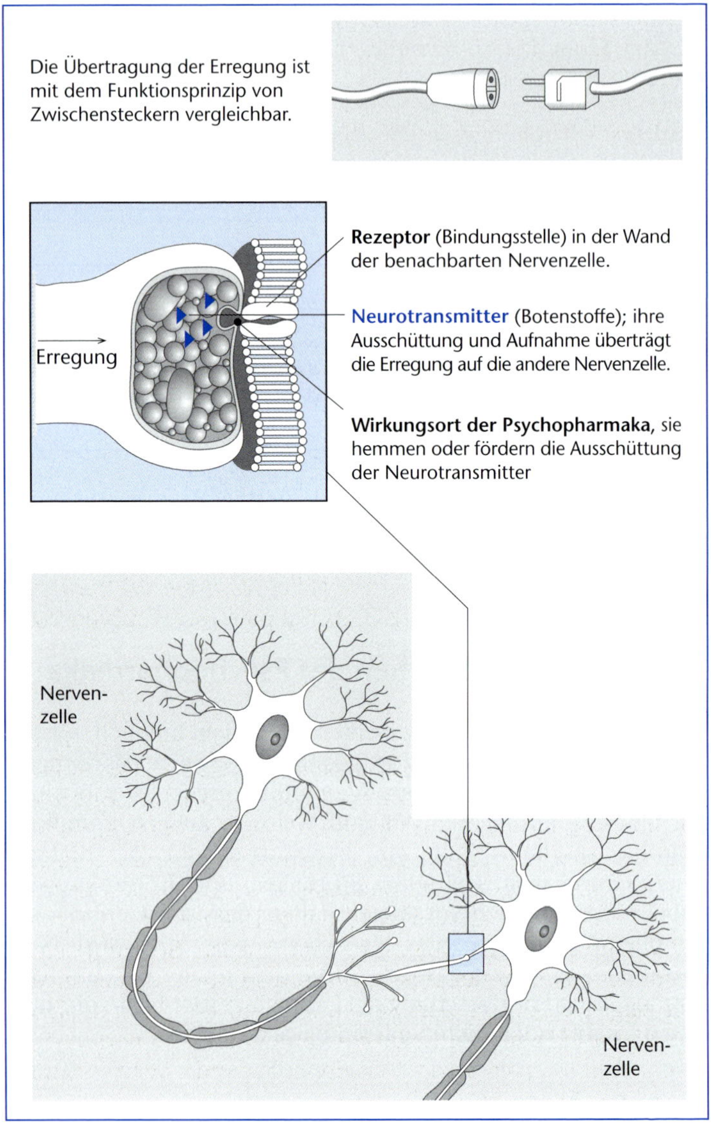

Abbildung 4: Aufbau der Nervenzelle, Prinzip der Weiterleitung von Erregungen durch Neurotransmitter und Wirkort der Psychopharmaka [L 157]

gersubstanzen), deren Ausschüttung sie hemmen oder fördern können. Diese Neurotransmitter übertragen Signale und Informationen zwischen Nervenzellen (siehe Abbildung 4).

Die wichtigsten Neurotransmitter sind

- Dopamin
- Noradrenalin
- Serotonin
- Acetylcholin
- GABA (Gamma-Aminobuttersäure)

Wird diese chemische Übertragung von Nervenzellerregungen krankheitsbedingt gestört, kommt es zu Veränderungen an den Bindungsstellen (Rezeptoren) der Neurotransmitter sowie zu einer Störung ihres Kreislaufs (Ausschüttung, Wiederaufnahme, Abbau).

Da Veränderungen der Zahl oder der Empfindlichkeit der Rezeptoren nur langsam vonstatten gehen, tritt die Wirkung von Psychopharmaka teilweise (z.B. Antidepressiva) verzögert ein.

Beispiele

Depressionen gehen offenbar mit einem Mangel an Noradrenalin und/oder Serotonin einher. Denn unter einer Behandlung mit Reserpin – einem Medikament, das früher gegen Bluthochdruck eingesetzt wurde und das den Noradrenalinspiegel senkt – kam es zu offensichtlich medikamentös bedingten Depressionen. Ein ursprünglich zur Behandlung von Tuberkulosekranken entwickeltes Medikament Iproniazid führte hingegen zu einer Verbesserung von Stimmung und Antrieb. So wurde es zu einem der ersten antidepressiv wirksamen Medi- kamente. Wie sich zeigte, erhöht es den Serotonin- und den Noradrenalinspiegel. Fast alle bislang bekannten Antidepressiva wirken ähnlich, indem sie erniedrigte Noradrenalin- und/oder Serotoninspiegel im Gehirn ausgleichen.

Bestimmte Drogen wie z.B. Amphetamin oder LSD verstärken die Freisetzung von Dopamin. Es kommt dadurch zu einem

Psychose-ähnlichen Bild mit Halluzinationen und Wahnvorstellungen (wie bei der Schizophrenie). LSD z.B. ruft akute psychische Veränderungen hervor, wie sie bei Psychosen vorkommen (so genannte Modellpsychosen). Zur Behandlung solcher Drogenpsychosen und vor allem von akuten **schizophrenen Psychosen** werden deshalb mit Erfolg Medikamente eingesetzt, die die Dopamin-Rezeptoren blockieren und so die Überaktivität des Neurotransmitters Dopamin ausgleichen. Sie sind antipsychotisch wirksam und werden als Neuroleptika oder Antipsychotika bezeichnet.

GABA ist der wichtigste Neurotransmitter mit hemmender Wirkung im menschlichen Gehirn (soweit bislang bekannt). Die hemmende Wirkung wird durch Beruhigungsmittel wie die Benzodiazepin-Tranquilizer, aber auch durch manche Antiepileptika verstärkt.

Befunde der letzten Jahre deuten darauf hin, dass nicht ein Mangel oder Überschuss einzelner Neurotransmitter für die Entstehung psychischer Erkrankungen entscheidend ist, sondern ein Ungleichgewicht zwischen verschiedenen Überträgersystemen.

Ausgehend von der Stressforschung wurde auch die Bedeutung bestimmter Psychohormone und ihrer Vorstufen erkannt (z.B. Glukokortikoide, Cortisol).

Merke

Psychopharmaka greifen gezielt in den krankheitsbedingt gestörten Gehirnstoffwechsel ein und gleichen ihn aus (ähnlich wie die Gabe von Schilddrüsenhormonen bei einer Unter- oder Überfunktion der Schilddrüse). Antidepressiva wirken vor allem auf die Neurotransmitter Noradrenalin und/oder Serotonin, Neuroleptika bzw. Antipsychotika auf Dopamin.

3.4 Auswirkungen von Psychopharmaka auf die Lebensqualität

Mehr oder weniger Lebensqualität?

„Lebensqualität“ ist in den letzten Jahren zu einem Schlagwort in der öffentlichen Diskussion geworden und hat auch im Bereich der psychiatrischen Behandlung zunehmende Bedeutung erlangt.

Lebensqualität beinhaltet neben Faktoren wie dem subjektiven Wohlbefinden auch die sozialen Beziehungen, einen gewissen Grad an (persönlicher und finanzieller) Unabhängigkeit, einen persönlichen Lebensstil und vieles andere mehr. Krankheit ist in diesem Gefüge in der Regel ein Störfaktor und führt zu einer Minderung der Lebensqualität. Die Behandlung einer Krankheit hat zwar zum Ziel, die Gesundheit wieder herzustellen und damit eine Normalisierung zu erreichen, doch in allen Bereichen der Medizin kann die Therapie selbst Nebenwirkungen haben und in vielfältiger Weise zu Beeinträchtigungen führen.

Psychopharmaka beeinflussen durch ihre Wirkung auf das zentrale Nervensystem z.B. das Reaktionsvermögen, die Aufmerksamkeit und die Konzentrationsfähigkeit. Gewohnte Alltagstätigkeiten im Berufsleben und im Straßenverkehr können dadurch – vor allem zu Beginn einer Behandlung – wesentlich beeinträchtigt sein. Jeder Patient muss deshalb vor Einleitung einer Therapie darauf aufmerksam gemacht werden. Dabei darf man aber auch nicht übersehen, dass psychische Störungen bereits für sich betrachtet eine Beeinträchtigung der Lebensqualität bedeuten und dass durch sie die bisher gewohnten Lebensentfaltungsmöglichkeiten eingeschränkt sind.

Beeinträchtigung im Straßenverkehr

In unserer Gesellschaft kommt dem privaten und beruflichen Straßenverkehr und damit der Fahrerlaubnis ein eminent hoher Stellenwert zu. Nicht selten können Arbeitsplatz und soziokulturelle Veranstaltungen, aber auch Arzt oder Tagesklinik nur mit dem eigenen Auto zumutbar erreicht werden. Gleichzeitig stellen Tempo und Verkehrsdichte immer höhere Anforderungen an den Fahrer, und die Häufigkeit von schuldhaft verursachten Verkehrsunfällen mit positivem Nachweis von Alkohol oder einer Kombination von Alkohol und Arzneimitteln bei den Fahrern nimmt zu.

Untersuchungen belegen die Bedeutung psychisch verändernder (psychotroper) Medikamente für die Fahrtüchtigkeit. So zeigte eine Untersuchung an älteren Kraftfahrern, dass Personen, die psychotrope Mittel einnahmen, im Durchschnitt 1,5-mal häufiger in schwere Verkehrsunfälle verwickelt waren. Wie die Auswertung der Daten von über 20 000 Verkehrsunfällen in Schottland ergab, ist das Verkehrsunfallrisiko unter Benzodiazepinen und trizyklischen Antidepressiva deutlich erhöht. An drei von vier tödlichen Unfällen war jemand beteiligt, der Benzodiazepine verordnet erhielt! Bei einer Einnahme von trizyklischen Antidepressiva (z.B. Amitriptylin) stieg das Verkehrsunfallrisiko auf das 2,2-fache, bei einer Dosis von 125 mg Amitriptylin sogar auf das 5,5-fache.

Bei der Beurteilung des Einflusses von Psychopharmaka auf das Verkehrsverhalten darf die psychische Grunderkrankung nicht außer Acht gelassen werden. Diese Erkrankung allein ist oft schon Anlass zu einer wesentlichen Verminderung der Fahrtauglichkeit.

Wie sich Psychopharmaka auf Reaktionsvermögen und Fahrtüchtigkeit auswirken

Wie schon erwähnt, ist es von besonderer praktischer Bedeutung, dass sich eine Psychopharmaka-Behandlung auf die Fähigkeit auswirkt, Maschinen zu bedienen und ein Kraftfahrzeug zu führen. Deshalb sollte der Patient zu Beginn der Behandlung im Allgemeinen nicht selbst Auto fahren bzw. nicht an Maschinen arbeiten, bei denen rasches Reaktionsvermögen nötig ist oder Verletzungsgefahr besteht.

Aus juristischer Sicht ist der Arzt verpflichtet, seine Patienten bei der Verordnung von Psychopharmaka ausreichend darüber aufzuklären und diese Aufklärung auch zu dokumentieren.

Ältere **Neuroleptika und Antidepressiva** wirken sich besonders auf den Kreislauf (Blutdrucksenkung) und das Sehvermögen

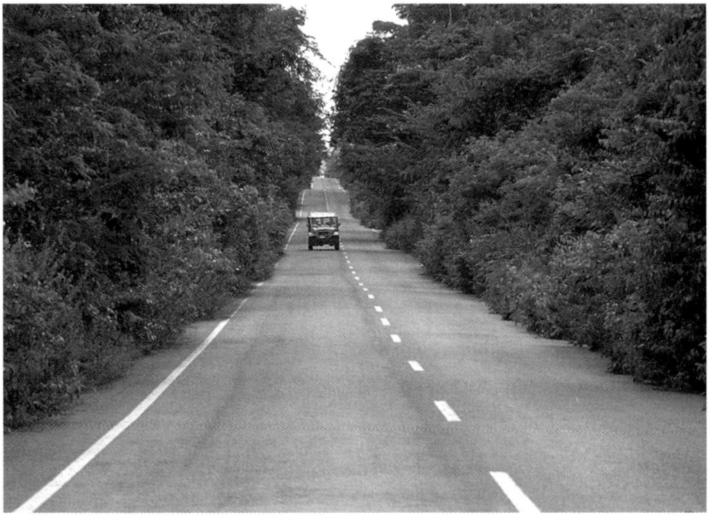

Abbildung 5: Fahrtauglich trotz oder dank Psychopharmaka? [J 660]

(Verschwommensehen wegen einer Akkommodationsstörung) aus; in der Regel werden diese Begleiterscheinungen im Laufe der Behandlung durch eine Gegenregulation des Organismus aber gemindert. Anlässlich von Kontrolluntersuchungen des Patienten ist hierauf besonders zu achten.

Aktuelle Untersuchungen zeigen, dass viele der neueren Substanzen (Moclobemid, Paroxetin, Citalopram, Venlafaxin, Sertralin und Fluoxetin) die Fahrsicherheit nicht beeinträchtigen und dass für sie der „Standard-Hinweis für Verkehrsteilnehmer" in der Fach- und Gebrauchsinformation nicht mehr zutrifft.

Untersuchungen mit „atypischen" Neuroleptika oder Antipsychotika wie Clozapin oder Risperidon weisen darauf hin, dass diese Substanzen möglicherweise psychomotorisch weniger beeinträchtigend sind als „klassische" Neuroleptika.

Ist bei einem Patienten eine Langzeitbehandlung mit Neuroleptika oder Antidepressiva indiziert, sollte die Frage der Verkehrstüchtigkeit ganz individuell beurteilt werden. Neben dem Ausprägungsgrad der Nebenwirkungen müssen auch Einflussfaktoren wie die Persönlichkeit und Verantwortlichkeit des Patienten in die Überlegungen einbezogen werden; sicherlich spricht in vielen Fällen nichts gegen das Führen eines Kraftfahrzeuges.

Tranquilizer und Hypnotika beeinflussen durch ihren sedierenden Effekt ebenfalls das Konzentrationsvermögen und die Aufmerksamkeit. Bei Hypnotika muss immer auch an die Gefahr einer möglichen Nachwirkung („hang over") gedacht werden. Besonders gefährdet sind Patienten, die ihr Schlafmittel zu spät einnehmen oder Hypnotika mit einer sehr langen Halbwertszeit benutzen, aber auch wenn es durch regelmäßige Einnahme dieser Substanzen zu einer Kumulation (Anhäufung des Wirkstoffes) kommt. Unter verkehrsmedizinischen Gesichtspunkten sind kurzwirksame Benzodiazepine ohne aktive Metaboliten günstiger als solche mit mehreren Metaboliten, die zur Kumulation führen.

Obwohl Psychostimulanzien zentral erregend wirken, beeinflussen auch sie die Verkehrstüchtigkeit im negativen Sinne. Durch Nebenwirkungen wie Steigerung der Aggressivität, Zittern, Herzklopfen, Schwindel und Konzentrationsstörungen wird die Fähigkeit, verantwortungsvoll ein Kraftfahrzeug zu führen oder eine Maschine zu bedienen, vermindert.

Störungen der Sexualität

Alle Psychopharmaka können sexuelle Störungen verursachen. Beeinträchtigungen der Libido, Erektions- und Ejakulationsstörungen, Anorgasmie und Impotenz werden als unerwünschte Nebenwirkungen sowohl bei Neuroleptika und Antidepressiva als auch bei Lithium und – seltener – Benzodiazepinen beobachtet.

Therapeutisch kann man zwar versuchen, die Dosis zu reduzieren, doch oftmals ist ein Wechsel auf eine andere Substanz notwendig. Das Antidepressivum Trazodon verursachte in mehreren Fällen Priapismus (eine Dauererektion ohne Lustempfinden), bei dem vereinzelt ein chirurgischer Eingriff erforderlich war; allerdings ist er insgesamt eher selten mit einer Häufigkeit von 0,01%.

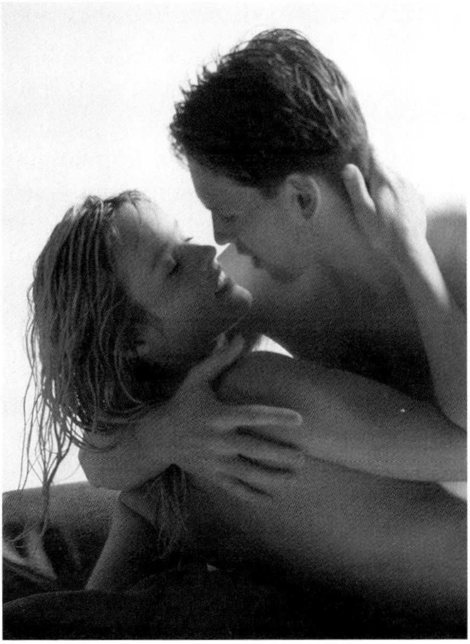

Abbildung 6: Wenn Psychopharmaka sexuelle Störungen auslösen, kann therapeutisch versucht werden, die Dosis zu reduzieren oder das Medikament zu wechseln. [J 660]

Viele ältere Neuroleptika bewirken eine verstärkte Ausschüttung von Prolaktin. Dies kann bei Frauen Störungen wie z.B. Amenorrhoe (Ausbleiben der Regel) oder Galaktorrhoe (Milchfluss) und bei Männern eine Gynäkomastie (Brustvergrößerung) zur Folge haben. Wie sich die neueren Substanzen auf die Sexualität auswirken können, ist wesentlich genauer untersucht. So ist bekannt, dass es z.B. durch Serotonin-selektive Antidepressiva zu einer Verzögerung der Ejakulation kommen kann.

Eingeschränkte Wirkung durch Ernährung und Genussmittel

Auf Genussmittel wie Nikotin und Alkohol sollte während einer Behandlung mit Psychopharmaka vollständig verzichtet und der Konsum von Tee, Kaffee und koffeinhaltigen Getränken weitgehend eingeschränkt werden. Hier spielen nicht nur allgemeinmedizinische Überlegungen eine Rolle, sondern auch pharmakologische Gesichtspunkte. Denn Alkohol führt zu einer Verstärkung, Nikotin zu einer Verminderung der Wirkung von Psychopharmaka. Koffeinhaltige Getränke können Angst und innere Unruhe erzeugen bzw. verstärken. Durch Kaffee, Tee

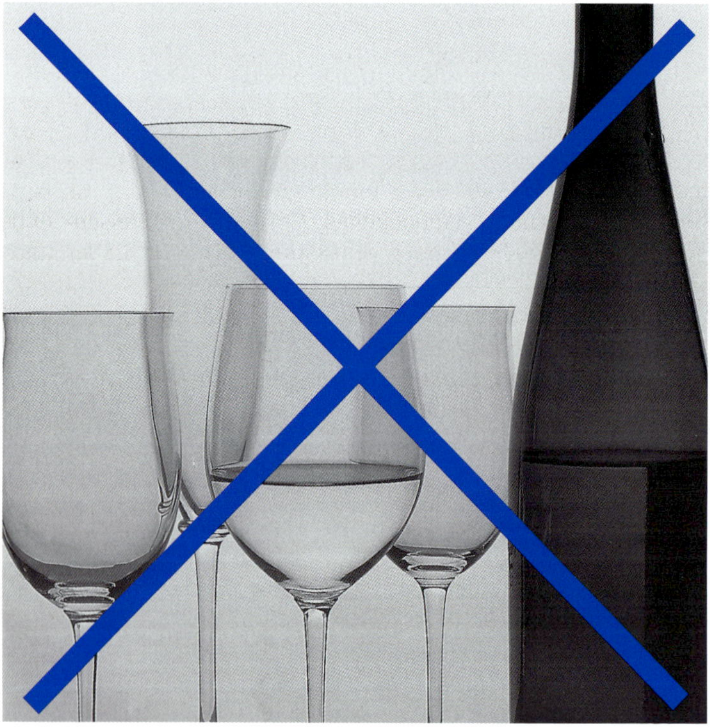

Abbildung 7: Auf den Konsum von Alkohol sollte während einer Behandlung mit Psychopharmaka vollständig verzichtet werden. [J 660]

und andere Zubereitungen, die Gerbstoffe enthalten (z.B. Antidiarrhoika), kann es zu einer Wechselwirkung mit Neuroleptika und Antidepressiva kommen, die deren Wirkung abschwächt.

Bei der Ernährung ist zu berücksichtigen, dass während einer Lithium-Behandlung keine kochsalzarmen Diäten und Abmagerungskuren durchgeführt werden dürfen.

Neuroleptika, Lithium und viele Antidepressiva können bei längerer Einnahme zu einer deutlichen Gewichtszunahme führen. Den Patienten ist deshalb eine kalorienbewusste Ernährung anzuraten. Serotonin-selektive Antidepressiva und Moclobemid sind demgegenüber eher „gewichtsneutral“ oder können sogar zur Gewichtsabnahme führen.

Während der Behandlung mit nicht-reversiblen MAO-Hemmern (Tranylcypromin) muss der Patient auf Nahrungsmittel verzichten, die viel Tyramin enthalten. Tyramin ist ein blutdrucksteigerndes Amin und kann, in größeren Mengen verzehrt, eine Blutdruckkrise auslösen. Zu vermeiden sind daher Nahrungsmittel wie z.B. gereifter, stark fermentierter Käse in jeglicher Form, alle sonstigen fermentierten oder nicht frischen Speisen (z.B. Salami, Gepöckeltes, Cornedbeef), Fleisch- und Hefeextrakte, überreife oder getrocknete Früchte, Leber und Leberwurst, saure Sahne in größeren Mengen, Rotwein, Sherry, Wermut, Bier in größeren Mengen. Vor Einleitung der Therapie ist deshalb mit dem Patienten genau abzuklären, ob er auf solche Nahrungsmittel mit Sicherheit verzichten kann und wird.

Sonstige Beeinträchtigungen

Bei älteren Neuroleptika und Antidepressiva sind besonders Wirkungen auf die Kreislaufregulation zu beobachten. Deshalb muss vor größeren körperlichen Anstrengungen und insbesondere bei älteren Patienten vor einem abrupten Lagewechsel gewarnt werden. Die Beeinträchtigung des Sehvermögens in Form von Akkommodationsstörungen kann das Lesen erschweren, lässt aber in der Regel im Laufe der Behandlung wieder nach (durch Gegenregulation des Körpers und Dosisanpassung).

Wegen der Gefahr einer Photosensibilisierung (allergische Lichtreaktion) sollte man eine starke Sonneneinstrahlung vermeiden, wenn eine Neuroleptikatherapie mit Phenothiazinen durchgeführt oder Johanniskraut eingenommen wird.

Tranquilizer und Hypnotika können durch übermäßige Sedierung bzw. Tagesrestwirkung Konzentration und Aufmerksamkeit beeinträchtigen.

Allgemeine Lebensführung

Die Beratung zur Lebensführung sollte nicht nur unter dem Gesichtspunkt erfolgen, welche Auswirkungen eine vorgesehene Behandlung mit Psychopharmaka haben könnte. Zu berücksichtigen ist auch, ob nicht manche Symptome schon durch eine geänderte Lebensführung zum Abklingen gebracht werden können. Symptome wie Schlafstörungen, Nervosität, Angst oder innere Spannungen können durch mangelnde „Psychohygiene“ bedingt sein und werden durch Genussmittel wie Kaffee, Nikotin und Alkohol noch verstärkt. Denn nicht selten wird bei derartigen Symptomen vermehrt zu Genussmitteln gegriffen, was ganz falsch ist.

Schließlich sei noch darauf hingewiesen, dass es auch krankheitsbedingte Auswirkungen auf die Lebensführung gibt. Schwer depressive Patienten beispielsweise benötigen anfangs eine Entlastung und dürfen nicht überfordert werden. Gut gemeinte „Ablenkungsversuche“ durch Angehörige (Urlaubsreise, Tanzabend, Theaterbesuch) können im Einzelfall schädlich sein und eine Depression eher noch verstärken. Während sportliche Aktivität bei Patienten mit neurotischen und psychosomatischen Störungen in der Regel günstig ist, kann eine verstärkte Aktivierung bei Patienten mit (chronischen) schizophrenen Psychosen sogar zu einem Ausbruch der Psychose führen.

Merke

Psychische Störungen können zu einer Einschränkung der Lebensqualität führen. Während bei vielen älteren Psychopharmaka die Nebenwirkungen teilweise noch mehr zu dieser Beeinträchtigung beitrugen, sind moderne Substanzen besser verträglich und schränken die Lebensqualität nicht zusätzlich ein.

3.5 Was bei der Einnahme zu beachten ist

Nebenwirkungen

Will man mit einem Medikament bestimmte Krankheitserscheinungen verbessern oder beseitigen, so muss man bei fast allen Arzneimitteln mit Wirkungen neben der Hauptwirkung rechnen. Die Nebenwirkungen eines Medikaments sind eng mit der Hauptwirkung verknüpft. Generell kann man zwischen erwünschten und unerwünschten Nebenwirkungen unterscheiden: So ist z.B. die Sedierung durch Tranquilizer eine erwünschte (Neben-)Wirkung, wenn sie als Schlafmittel verwendet werden. Doch im allgemeinen Sprachgebrauch und auch in diesem Buch werden unter Nebenwirkungen die unerwünschten Effekte verstanden. Ob und wie häufig Nebenwirkungen auftreten, unterliegt vielfältigen Einflüssen.

Besonderheiten

In diesem Zusammenhang ist interessant, dass auch so genannte Placebos, also wirkstofffreie Scheinmedikamente, Nebenwirkungen besitzen können. So werden in Placeboversuchen von 10–25% der Teilnehmer Kopfschmerzen, Übelkeit, Müdigkeit und Konzentrationsschwäche angegeben. Die Häufigkeit der beobachteten Nebenwirkungen hängt auch davon ab, ob der Patient überhaupt zu Nebenwirkungen befragt und wie diese Befragung durchgeführt wird.

Bei bestimmten Personengruppen sind gehäuft Nebenwirkungen festzustellen. Dazu gehören z.B. alte Menschen oder Säuglinge und Kleinkinder. Sie reagieren oft sehr empfindlich und anders als erwartet auf Arzneimittel. Verantwortlich hierfür sind eine Reihe von Faktoren, die vornehmlich die Pharmakokinetik (z.B. Verstoffwechslung, Ausscheidung) im Körper betreffen.

Grundsätzlich ist zu sagen, dass erst die genaue Kenntnis der Nebenwirkungen (Art und Häufigkeit) es ermöglicht, bei einem Medikament das Risiko durch die Behandlung gegen das Krankheitsrisiko abzuwägen. Im Allgemeinen ist das Risiko einer unbehandelten Krankheit um ein Vielfaches höher als das Risiko durch das gegen sie eingesetzte Medikament.

Der Beipackzettel

Informationen zu den möglichen Nebenwirkungen eines Arzneimittels liefert der Beipackzettel. Er gibt sowohl den Schweregrad der Symptome an als auch die Häufigkeit ihres Auftretens. Aus Haftungsgründen müssen die Herstellerfirmen alle Nebenwirkungen auflisten, auch die seltensten, die nur in Einzelfällen aufgetreten sind. Um dem behandelnden Arzt und dem Patienten die Einschätzung des Nebenwirkungsrisikos zu erleichtern, finden sich in den neueren Beipackzetteln folgende Angaben zur Häufigkeit von Nebenwirkungen: „häufig" bedeutet in mehr als 10% der Fälle, „gelegentlich" entspricht 1–10%, „selten" heißt in weniger als 1% und „sehr selten" in weniger als 0,1%. In der Regel treten schwere Nebenwirkungen eher selten und leichtere häufiger auf.

Weitere Hinweise zu wichtigen bzw. relevanten Nebenwirkungen finden Sie auch in den Merkblättern zur Patientenaufklärung im Anhang.

Nebenwirkungen einzelner Psychopharmaka-Gruppen

Für die Psychopharmaka-Gruppen gilt, dass Neuroleptika und Antidepressiva häufiger Nebenwirkungen verursachen als Tranquilizer und Schlafmittel. Die häufigsten Nebenwirkungen der klassischen **Neuroleptika** sind typische Bewegungsstörungen (sog. extrapyramidal-motorische Störungen), Müdigkeit und Herz-Kreislaufstörungen. Bei den neueren Mitteln, den „atypischen" Antipsychotika, treten seltener Bewegungsstörungen auf, dafür stehen z.T. unerwünschte Wirkungen wie Gewichtszunahme im Vordergrund. Auch bei den **Antidepressiva** unterscheidet sich das Nebenwirkungsspektrum der klassischen und der neueren Substanzen: Während bei den klassischen trizyklischen Antidepressiva am häufigsten Mundtrockenheit, Hypotonie und Erhöhungen der Leberwerte auftreten können, überwiegen bei den neueren Mitteln, wie z.B. den Serotonin-Wiederaufnahmehemmern, Nebenwirkungen wie Übelkeit und Erbrechen sowie Unruhe und Schlafstörungen.

Nebenwirkungen treten typischerweise meist in den ersten Behandlungstagen auf und klingen im Laufe der Therapie ab. Bei längerfristigem Gebrauch von trizyklischen Antidepressiva oder klassischen Neuroleptika können das Denkvermögen und das Gedächtnis beeinträchtigt werden. Diesbezüglich sind die neueren Substanzen der beiden Gruppen in der Langzeitanwendung deutlich vorteilhafter.

Merke

In der Regel sind Psychopharmaka gut verträglich. Die meisten im Beipackzettel beschriebenen Nebenwirkungen werden Anwender bei sich selbst kaum beobachten. Bei Nebenwirkungen, die nicht akzeptabel sind, gibt es in der Regel Alternativen, die besser vertragen werden.

Ratschlag

Wenn Nebenwirkungen auftreten, den behandelnden Arzt konsultieren.

Überdosierungen und Vergiftungen

Überdosierungen und Vergiftungen (Intoxikationen) durch Psychopharmaka kommen häufiger vor als vielfach vermutet wird. Nach Untersuchungszahlen aus der Schweiz sind Psychopharmaka an ca. 20% der Arzneimittelvergiftungen beteiligt. Giftig (toxisch) können vor allem trizyklische Antidepressiva und Lithium sein, sie verdienen daher besondere Beachtung. So liegt z.B. der Anteil schwerer und tödlicher Fälle von Vergiftungen durch Psychopharmaka allgemein bei ca. 9%, während er bei den trizyklischen Antidepressiva 19% beträgt.

Bei Antidepressiva-Vergiftungen kommt es zu ZNS-Störungen mit Verwirrtheit, Halluzinationen und raschem Übergang in ein Koma mit epileptischen Anfällen.

Anticholinerge Effekte äußern sich u.a. in Harnverhalten und Darmverschluss. Besonders gefährlich sind die toxischen Wirkungen am Herzen: Es kann zu Kammertachykardien, Erregungsbildungs- und Reizleitungsstörungen kommen. Es gibt zwar teilweise Gegenmittel, doch in der Regel sind bei Vergiftungen mit trizyklischen Antidepressiva immer intensivmedizinische Maßnahmen erforderlich.

Hinsichtlich der Toxizität und damit der Arzneimittelsicherheit weisen die neueren Antidepressiva im Vergleich zu den trizyklischen Substanzen erhebliche Vorteile auf.

Intoxikationen mit Lithiumsalzen sind nicht selten. Generell muss bei erhöhten Lithiumkonzentrationen im Serum verstärkt mit Nebenwirkungen gerechnet werden. Ab einer Konzentration von ca. 2 mmol/l drohen ernste Vergiftungserscheinungen, die sich in ZNS-Nebenwirkungen, Magen-Darm-Störungen und Schädigungen von Herz und Nieren zeigen.

Überdosierungen in Form der typischen Bewegungsstörungen können vor allem bei hochpotenten Neuroleptika auftreten, während bei den niederpotenten Substanzen die Symptome eher einer Vergiftung mit trizyklischen Antidepressiva ähneln.

Überdosierungen mit Benzodiazepinen sind in der Regel harmlos. Meist lässt sich nur eine ausgeprägte Schläfrigkeit und Benommenheit beobachten, in schweren Fällen kann es aber auch zu einem tiefen Koma mit deutlichem Blutdruckabfall kommen. Tödliche Ausgänge sind sehr selten. Gefährlicher sind Vergiftungen mit Schlafmitteln, in erster Linie älteren Substanzen wie Chloralhydrat oder Barbituraten, aber auch, insbesondere bei Kindern, mit freiverkäuflichen Antihistaminika.

Gegenanzeigen

Unter Gegenanzeigen sind Zustände oder Erkrankungen zu verstehen, bei denen ein Arzneimittel nicht angewendet werden darf. Man unterscheidet zwischen absoluten und relativen Gegenanzeigen. Bei absoluten Gegenanzeigen darf das Arzneimittel auf keinen Fall eingesetzt werden. Relative Gegenanzeigen sind gleichbedeutend mit Anwendungsbeschränkungen. Das betrifft Zustände, Erkrankungen oder Personengruppen, bei denen ein Medikament nur unter Beachtung bestimmter Vorsichtsmaßnahmen (z.B. regelmäßige Kontrolluntersuchungen oder Reduzierung der Dosis) verwendet werden darf.

Als **absolute** Gegenanzeigen für den Einsatz von Antidepressiva, Neuroleptika und Tranquilizer gelten bekannte Überempfindlichkeiten gegen diese Stoffe sowie akute Vergiftungen mit zentral dämpfenden Pharmaka (z.B. Schlafmittel, Schmerzmittel) oder mit Alkohol. Bei akutem Delirium, Engwinkelglaukom und schweren Herzerkrankungen (Überleitungsstörungen) dürfen trizyklische Antidepressiva nicht eingesetzt werden. Neuere Antidepressiva aus der Gruppe der Serotonin-Wiederaufnahmehemmer und trizyklische Antidepressiva dürfen keinesfalls gemeinsam mit so genannten Monoaminoxidase-(MAO-)Hemmern gegeben werden. Hier sind bei einer Therapieumstellung auch bestimmte Wartezeiten zu beachten. Absolute Gegenanzeigen bei Benzodiazepinen sind ein akutes Engwinkelglaukom und darüber hinaus die Verabreichung an Personen mit bekannter Medikamenten-, Drogen- und Alkoholabhängigkeit. Auch Kinder und Jugendliche dürfen keine Benzodiazepine verabreicht bekommen, mit wenigen Ausnahmefällen wie Prämedikation vor chirurgischen Eingriffen oder bei epileptischen Anfällen.

Die Liste der **relativen** Gegenanzeigen ist bei allen Psychopharmaka umfangreicher als die der absoluten Gegenanzeigen. Dem Laien fällt die Differenzierung oft schwer, er sollte sie dem Arzt überlassen. Patienten sollten am besten alle unter Gegenanzeigen ausgesprochenen Anwendungsbeschränkungen als Verbote betrachten.

Wechselwirkungen

Psychopharmaka werden sehr häufig mit einem oder mehreren anderen Medikamenten zusammen eingenommen, und es kann sein, dass sich die Arzneistoffe gegenseitig beeinflussen. Diese Wechselwirkungen sind sehr vielfältig, sie können erwünscht oder auch unerwünscht sein und sind oft auch noch nicht ausreichend belegt. In der Therapie psychischer Erkrankungen ist es manchmal unumgänglich, verschiedene Psychopharmaka zu kombinieren. An dieser Stelle sollen die wichtigsten unerwünschten Wechselwirkungen mit anderen Medikamenten aufgeführt werden (siehe Tabelle 3). Für alle Psychopharmaka mit sedierender Wirkkomponente (Tranquilizer, Hypnotika, Antidepressiva, Neuroleptika) gilt, dass eine Kombination mit anderen ZNS-hemmenden Substanzen zu einer verstärkten Sedierung führen kann. Auch starke Schmerzmittel, viele „Grippemittel" und Medikamente gegen Reisekrankheit, Erbrechen oder Allergien können zentral dämpfende Nebenwirkungen haben und sollten deshalb mit Vorsicht mit Psychopharmaka kombiniert werden.

Neuerdings gibt es auch Hinweise auf Wechselwirkungen von Johanniskraut mit anderen gleichzeitig verabreichten Medikamenten. Johanniskrautpräparate können die Wirkung einer Reihe anderer Arzneimittel abschwächen, indem sie deren Wirkstoffkonzentrationen im Körper herabsetzen. Andererseits ist damit zu rechnen, dass sich die Wirkstoffkonzentrationen dieser Arzneimittel nach dem Absetzen von Johanniskraut möglicherweise in toxische Bereiche erhöhen. Deshalb sollen Johanniskrautpräparate nach heutigem Wissensstand nicht zusammen mit folgenden Medikamenten angewendet werden: Indinavir, Ciclosporin, Antikoagulanzien vom Cumarintyp, Digoxin, Serotonin-Wiederaufnahmehemmer sowie orale Kontrazeptiva.

Ratschlag

Bei Einnahme von Psychopharmaka grundsätzlich keine Selbstmedikation mit anderen frei verkäuflichen Präparaten aus diesen Gruppen. Das Risiko von Wechselwirkungen ist sonst sehr hoch.

Wer sich einen umfassenden Überblick über die Vielzahl an möglichen Wechselwirkungen verschaffen möchte, sei auf die am Ende dieses Buches genannte weiterführende Literatur zu diesem Thema verwiesen.

Tabelle 3: Wechselwirkungen von Psychopharmaka mit anderen Medikamenten

1. Trizyklische Antidepressiva	
Wechselwirkung mit:	Mögliche Folge
Alkohol	gegenseitige Verstärkung der zentral dämpfenden Wirkung

Tabelle 3: Fortsetzung

1. Trizyklische Antidepressiva	
Antiarrhythmika	EKG-Veränderungen
Anticholinergika/ Allergiemittel (Antihistaminika)	anticholinerge Wirkungen und Nebenwirkungen verstärkt (cave: Engwinkelglaukom, Darm-, Blasenatonie, Delir)
Antikoagulanzien	Blutungsgefahr
MAO-Hemmer	Blutdruckschwankungen, Fieber, Erregungszustände, Tremor, Übelkeit und Erbrechen
Neuroleptika	gegenseitige Wirkungsverstärkung
Sympathomimetika (Adrenalin, Noradrenalin)	Verstärkung der blutdrucksteigernden Wirkung

2. Serotonin-selektive Antidepressiva	
Wechselwirkung mit:	Mögliche Folge:
Allergiemittel (Terfenadin)	verstärkte Nebenwirkungen am Herzen (Kombination mit Fluoxetin und Nefazodon meiden)
Antidepressiva, trizyklische	erhöhter Blutspiegel des trizyklischen Antidepressivums (Kombination mit Fluoxetin, Fluvoxamin, Paroxetin und Nefazodon meiden)
Antikoagulanzien	Blutungsgefahr
Lithium	erhöhte Lithiumspiegel, dadurch verstärkte Nebenwirkungen
L-Tryptophan	gegenseitige Wirkungs- und Nebenwirkungsverstärkung
MAO-Hemmer	Kombination verboten!
Migränemittel vom Triptantyp	gegenseitige Wirkungs- und Nebenwirkungsverstärkung
Neuroleptika	erhöhter Blutspiegel des Neuroleptikums (Kombination mit Fluoxetin, Paroxetin sowie von Fluvoxamin mit Clozapin meiden)
Theophyllin	erhöhter Blutspiegel von Theophyllin (Kombination mit Fluvoxamin meiden)

Tabelle 3: Fortsetzung

3. Lithium	
Wechselwirkung mit:	Mögliche Folge:
Antiphlogistika, nicht steroidale (z.B. Indometacin, Diclofenac)	erhöhte Lithium-Plasmaspiegel
Diuretika	erhöhte Lithium-Plasmaspiegel
Neuroleptika	EEG-Veränderungen, vermehrte Dyskinesien
Thyreostatika	Hypothyreose
4. Neuroleptika (Antipsychotika)	
Wechselwirkung mit:	Mögliche Folge:
Alkohol	verstärkte Sedierung
Antidepressiva	siehe oben
Kaffee, Tee	siehe Teil I, Kapitel 3.4
Lithium	siehe oben
Parkinsonmittel (z.B. L-Dopa, Bromocriptin)	gegenseitige Wirkungsminderung
Zentraldämpfende Pharmaka (Benzodiazepine, Hypnotika, Antihistaminika)	verstärkte Sedierung
5. Benzodiazepin-Tranquilizer	
Wechselwirkung mit:	Mögliche Folge:
Alkohol	verstärkte Sedierung
Cimetidin	verstärkte Sedierung, Kumulation des Benzodiazepins
Zentraldämpfende Pharmaka (Hypnotika, Antihistaminika, Neuroleptika)	verstärkte Sedierung

3.6 Kontrolluntersuchungen

Prinzipiell dürfen Psychopharmaka nicht ohne regelmäßige ärztliche Kontrolle verordnet und eingenommen werden. Vor Beginn der Therapie sollte nach Möglichkeit eine umfassende Untersuchung stattfinden, bei der auch der Puls und der Blutdruck gemessen sowie ein EKG und ein EEG gemacht werden sollten. Laborchemisch sind das Blutbild, die Leber- und Nierenwerte sowie die Schilddrüsenwerte zu bestimmen; bei Frauen in gebärfähigem Alter empfiehlt es sich, einen Schwangerschaftstest durchzuführen. Folgende Kontrolluntersuchungen sind bei den einzelnen Substanzgruppen notwendig:

Während einer **Behandlung mit trizyklischen Antidepressiva** sind regelmäßige Blutbildkontrollen notwendig – anfangs 14-tägig, dann viertel- bis halbjährlich, im Falle von Mianserin (und zur Sicherheit evtl. auch bei Mirtazapin) wöchentlich. Blutdruck und Puls sollten wegen der blutdrucksenkenden Wirkung (orthostatische Hypotonie) der Antidepressiva regelmäßig über-

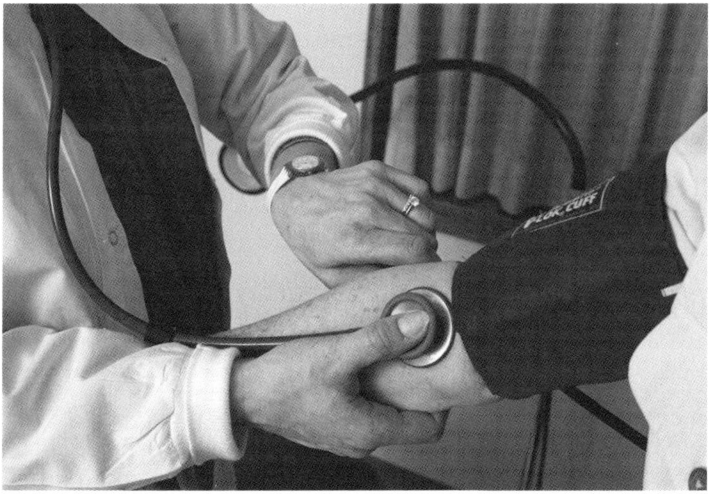

Abbildung 8: Eine regelmäßige ärztliche Kontrolle des Gesundheitszustandes ist bei Psychopharmaka-Einnahme unerlässlich. [J 666]

prüft werden. Bei älteren Patienten sowie Patienten mit kardiovaskulären Erkrankungen sollten in viertel- bis halbjährlichen Abständen EKG-Kontrollen durchgeführt werden. Bei Patienten mit hirnorganischen Störungen muss, wenn sie Antidepressiva einnehmen, das EEG regelmäßig kontrolliert werden.

Unter einer **Therapie mit trizyklischen Neuroleptika** ist eine ständige Kontrolle des Blutbilds notwendig, da Leukopenien, Agranulozytosen, Thrombopenien, Eosinophilie und Panzytopenie vorkommen können. Es wird empfohlen, besonders in den ersten drei bis vier Behandlungsmonaten die Leukozytenzahlen wöchentlich zu kontrollieren. Wenn Fieber, Halsschmerzen, Angina, Mundschleimhautentzündungen und grippeähnliche Symptome auftreten, sind sofortige Blutbildkontrollen durchzuführen. Sinkt die Leukozytenzahl rasch unter Werte von $3000/mm^3$, müssen die trizyklischen Neuroleptika sofort abgesetzt werden. Bei einer **Behandlung mit nicht-trizyklischen Neuroleptika** (Butyrophenone) werden monatliche Blutbildkontrollen empfohlen; für das atypische Neuroleptikum Clozapin gelten besondere Auflagen. Neuere Untersuchungen zeigen, dass während einer Therapie mit Neuroleptika auch regelmäßige EKG-Kontrollen ratsam sind.

Unter einer **Therapie mit Tranquilizern und Benzodiazepinen** sind keine Kontrollen der Laborwerte notwendig.

Während einer **Lithium-Behandlung** (siehe auch Teil II, Kapitel 4.1) sind folgende Kontrollen durchzuführen: Blutdruck, Blutbild, EKG, Urinuntersuchung. Neben den Lithium-Blutspiegeln sollten in regelmäßigen Abständen auch die Nieren- und Schilddrüsenwerte im Blut bestimmt werden.

Wird **Carbamazepin** eingesetzt, müssen Blutbild, EKG und auch EEG regelmäßig kontrolliert werden; in den ersten Behandlungsmonaten sind die Blutspiegel engmaschig zu bestimmen.

Schließlich sei noch darauf hingewiesen, dass es relativ häufig und nicht immer nur substanzbedingt zu einer Gewichtszunahme kommt, die der Grund für eine mangelnde Einnahmezuverlässigkeit sein kann. Deshalb sollte auch das Gewicht regelmäßig kontrolliert werden.

Merke

Unter einer Therapie mit Psychopharmaka sind bestimmte Kontrolluntersuchungen erforderlich. Sie dienen der Arzneimittelsicherheit, denn eventuelle Nebenwirkungen können frühzeitig erkannt und behoben werden. Gegenwärtig gibt es nur für das Antipsychotikum Clozapin behördlich vorgeschriebene Kontrolluntersuchungen.

3.7 Zuverlässigkeit bei der Einnahme (Compliance) und Patienteninformation (Psychoedukation)

Einnahmezuverlässigkeit (Compliance)

Nach vorliegenden Schätzungen halten sich bis zu 50% der Patienten nicht an die vom Arzt verordnete Therapie. Die Gründe, weshalb Patienten ihre Medikamente nicht regelmäßig bzw. nicht wie verordnet einnehmen oder eigenmächtig absetzen (Non-Compliance), sind vielschichtig. Vermutlich spielen Faktoren wie eine krankheitsbedingte mangelnde Einsicht in die Notwendigkeit oder eine geringe Therapiemotivation, mangelndes Wissen und Vorurteile bzw. Ängste eine Rolle.

Gefördert wird die Compliance durch Faktoren wie:

- positive Erwartungen an die Behandlung
- subjektiv als positiv erlebte Wirkung des Medikaments
- Vertrauensverhältnis zum behandelnden Arzt

Ungünstig wirken sich folgende Faktoren aus:

- mehrmals tägliche Einnahme mehrerer Tabletten
- Nebenwirkungen des Medikaments
- „abschreckende“ Beschreibung auf dem Beipackzettel
- unsympathische Farbe, schlechter Geschmack des Medikaments

- nicht kooperative Angehörige
- Verunsicherung durch Medien

Nicht wenige Patienten lassen sich durch die – aus juristischen Gründen erfolgende – Auflistung sämtlicher möglicher Nebenwirkungen im Beipackzettel abschrecken. Besser wäre eine verständliche Beschreibung der wirklich relevanten und wahrscheinlichen Nebenwirkungen. Beispiele hierfür sind die von uns entwickelten Merkblätter zur Patientenaufklärung (siehe im Anhang).

Patienteninformation (Psychoedukation)

Unter Psychoedukation versteht man die Information, Beratung und Schulung von Patienten in Bezug auf ihre Krankheit, z.B.

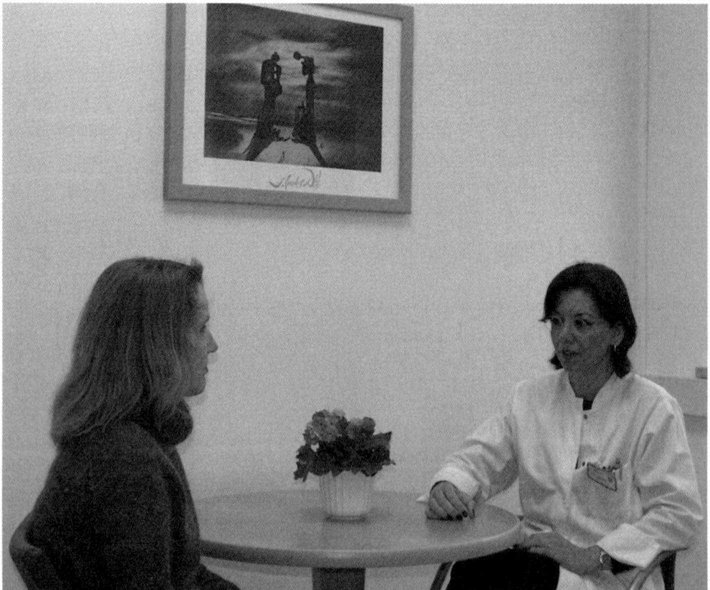

Abbildung 9: Auch bei einer medikamentösen Therapie ist das vertrauensvolle Patienten-Arzt-Gespräch ein wichtiger Eckpfeiler der Behandlung. [M 100]

deren Entstehung und Ursachen, Behandlungsmöglichkeiten und Krankheitsverlauf. Entscheidend ist hierbei, dass die Informationen gut verständlich sind (Fachsprache und Fremdwörter möglichst vermeiden) und dass sich der Patient aktiv beteiligen kann, am besten indem er an Gruppengesprächen teilnimmt. Als spezielle Themen können auch Frühwarnzeichen eines Krankheitsrückfalls und das Verhalten in Krisensituationen besprochen werden.

Tabelle 4: Informationsgruppe für Patienten mit Psychose, Modell von Stark (nach Bäuml 1994)

1. Sitzung: Symptome der Psychose Symptome sammeln und dann ordnen in Störungen im Bereich der Gedanken, Gefühle, Kommunikation, Arbeit, Tagesablaufgestaltung
2. Sitzung: Krankheitsmodell Erklärung, wie eine Psychose entsteht, anhand des Vulnerabilitäts-(= Empfindlichkeits-)Stress-Modells
3. Sitzung: Medikamente Informationen über Wirkungen und Nebenwirkungen; unterschiedliche Wirkung abhängig von der Dosierung; Einteilung der Medikamente und ihre Rolle im Gesamtbehandlungsplan
4. Sitzung: Vorsorge Aktive Beeinflussung des Erkrankungsverlaufs, individuelle Frühwarnzeichen benennen, Handlungsalternativen entwickeln

Zu verschiedenen psychiatrischen Krankheitsbildern liegt eine große Zahl von „Ratgebern“ und Informationsbroschüren vor, deren Qualität leider nicht immer optimal ist. Bewährt und hilfreich für die Kooperation ist das Ausstellen eines Medikamentenpasses, insbesondere bei der Langzeitanwendung von Psychopharmaka (Lithium, Depot-Neuroleptika).

Eine wichtige Rolle spielen auch Angehörigenseminare, die mehr und mehr angeboten werden, vor allem für die Betreuung von Kranken mit chronischer Psychose.

3.8 Wechsel oder Absetzen des Medikaments

Wechsel des Medikaments („Umstellung")

Ist eine Umstellung, d.h. das Wechseln von einem Psychopharmakon auf ein anderes erforderlich, sollte sie grundsätzlich vom behandelnden (Fach-)Arzt vorgenommen werden. In der Regel wird die Dosis des bisherigen Präparats langsam reduziert („ausgeschlichen") und überlappend die Dosis des neuen langsam gesteigert („eingeschlichen"). Bei einigen Präparaten, so z.B. bei dem Antidepressivum Fluoxetin oder bei MAO-Hemmern, ist eine mehrwöchige Pause einzuhalten. In Verbindung mit den Symptomen und Beeinträchtigungen durch die Krankheit selbst ist die Um- und Neueinstellung eines Medikaments deshalb als „kritische Phase" anzusehen und sollte unter Umständen tagesklinisch oder stationär erfolgen.

Absetzen des Medikaments

Grundsätzlich sollten Psychopharmaka nicht schlagartig abgesetzt werden. Werden Beruhigungsmittel (Benzodiazepine) oder Schlafmittel (Tranquilizer, Hypnotika) zu abrupt abgesetzt, kann es zu den in Teil I, Kapitel 3.9 beschriebenen Entzugssymptomen kommen.

Beim Absetzen von Antidepressiva (vor allem Serotonin-Wiederaufnahmehemmer, Clomipramin) können innerhalb von 24–72 Stunden nach Beendigung der Einnahme Absetzerscheinung auftreten, die ein bis zwei Wochen andauern. Nach längerer Einnahmezeit führt das abrupte Absetzen bei 30–50% der Patienten zu allgemeinem körperlichen Unbehagen, grippeähnlichen Symptomen, Schwindel, Übelkeit, Schwitzen, Zittern und Gleichgewichtsproblemen.

Schlagartiges Absetzen einer Lithium-Langzeitbehandlung kann Stimmungsschwankungen, Reizbarkeit, Ängstlichkeit und Schlafstörungen hervorrufen.

Nach dem Absetzen von Neuroleptika können ähnliche Beschwerden auftreten, es kann auch zu Psychose-Rezidiven („Absetz-Psychosen") kommen.

Merke

Psychopharmaka sollten grundsätzlich nicht abrupt abgesetzt werden. Umstellungen sollten nur nach Absprache mit dem behandelnden (Fach-)Arzt vorgenommen werden.

Sonderfälle sind schwere Nebenwirkungen im Sinne von Unverträglichkeitsreaktionen, die zu einem schlagartigen Absetzen der Medikation zwingen. Hier ist in der Regel eine stationäre Behandlung angezeigt, weil sie eine kontinuierliche Überwachung und Beobachtung (evtl. unterstützt durch eine Infusionstherapie) ermöglicht.

3.9 Missbrauch und Abhängigkeit von Psychopharmaka

Missbrauch und Abhängigkeit von Substanzen, die auf das seelische und körperliche Wohlbefinden einwirken, stellen ein zunehmend größer werdendes medizinisches, volkswirtschaftliches und sozialhygienisches Problem dar. Zu den gebräuchlichsten und gesellschaftlich am meisten akzeptierten Substanzen zählen seit Jahrzehnten Nikotin und Alkohol. Neben dem Konsum dieser frei zugänglichen „Genussmittel" ist in den letzten Jahren auch verstärkt auf Medikamente, insbesondere aus der Gruppe der Psychopharmaka, zurückgegriffen worden, um das „Lebensgefühl" zu steigern. Immer häufiger sind in Arztpraxen und Kliniken Patienten anzutreffen, die oft schon seit Jahren ohne eigentliche Indikation Medikamente einnehmen. Die Gefahr eines Missbrauchs und einer Abhängigkeitsentwicklung ist bei vielen Medikamenten gegeben, insbesondere bei Schmerz- und Betäubungsmitteln.

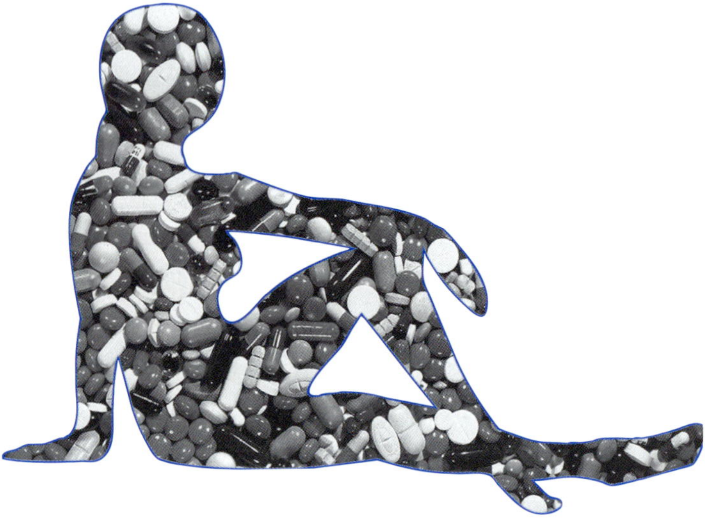

Abbildung 10: Missbrauch und Abhängigkeit sind auch bei manchen Psychopharmaka möglich. [J 660]

Merke

Für Psychopharmaka gilt: Sämtliche Neuroleptika und Antidepressiva sowie Lithium, Carbamazepin und Antidementiva besitzen kein Abhängigkeitspotenzial.

Gewöhnungsrisiko bei Schlaf- und Beruhigungsmitteln

Benzodiazepin-Tranquilizer, Hypnotika, Psychostimulanzien und Clomethiazol können abhängig machen. Dieses Risiko einer Abhängigkeitsentwicklung bedarf strikter Beachtung! Da Beruhigungsmittel mit die meist verordneten Psychopharmaka sind, wurde das Problem der Abhängigkeitsentwicklung in den letzten Jahren in der Fach- und Laienpresse viel diskutiert. Wurden diese Präparate insbesondere in den 70er-Jahren als „Opium für das Volk" noch in unkritisch-verharmlosender Weise verordnet, so schwang das Pendel Anfang der 80er-Jahre in die entgegengesetzte Richtung, und diese Medikamente wurden nicht selten in den Massenmedien in unsachlich-übertriebene Weise als Suchtmittel verketzert. Viele Patienten wurden so unnötigerweise verunsichert.

Aus der Sicht des Nervenarztes/Psychiaters ist es besonders betrüblich, dass diese Missbrauchsgefahr pauschal für alle Psychopharmaka behauptet wird. Das ist jedoch falsch! Wie dargelegt, trifft es für die hauptsächlich von Nervenärzten verordneten Neuroleptika und Antidepressiva nicht zu. Inzwischen scheint es, als würden sich die Wogen glätten und als begänne sich eine angemessenere Beurteilung durchzusetzen. Wie fast immer liegt die Wahrheit in der Mitte: Tranquilizer besitzen ein Abhängigkeitsrisiko, doch im Vergleich zum Alkoholmissbrauch sowie in Relation zur Anwendungshäufigkeit ist echte Sucht selten. Meist handelt es sich um Patienten, die primär alkohol- oder drogenabhängig waren oder sind (so genannte „Umsteiger).

Wesentlich häufiger ist allerdings, dass bei einer regelmäßigen, langfristigen Einnahme von Tranquilizern in normalen Dosen (Langzeitkonsum) offenbar eine Art von „Niedrigdosis-Abhängigkeit" entsteht, denn auch hier sind Phänomene der psychischen und physischen Gewöhnung zu beobachten. Beim Absetzversuch können „Entzugserscheinungen" wie Angstgefühle, Schlafstörungen und vegetative Symptome (Schwitzen, Tremor, Herzjagen, Kreislaufregulationsstörungen) auftreten; beim abrupten Absetzen höherer Dosen bzw. nach Langzeiteinnahme kann es auch zu zerebralen Krampfanfällen und delir-artigen Bildern kommen.

Modernes Leben – ein Risiko für Medikamentenmissbrauch?

Für die häufige Verschreibung und Einnahme von Beruhigungsmitteln gibt es viele Gründe, die keinesfalls allein in der Substanz gesehen werden dürfen. Eine bedeutende Rolle spielen Persönlichkeits- und Umweltfaktoren. Es scheint so zu sein, dass immer weniger Menschen mit sich selbst und der „entfremdeten" Umwelt zurecht kommen, je mehr der Zivilisationsgrad zunimmt. Tiefgreifende soziale Strukturveränderungen, Techni-

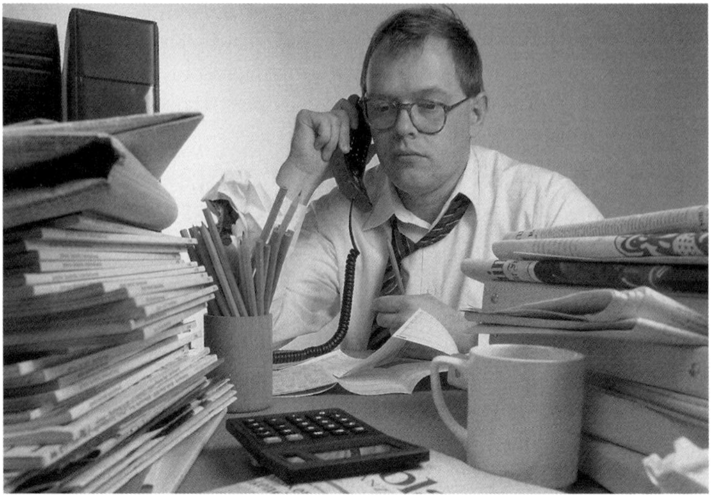

Abbildung 11: Im „Zeitalter des Funktionierens" und unter dem „Zeitdiktat" nehmen „funktionelle Störungen", d.h. stressbedingte psychosomatische Erkrankungen stetig zu. [J 660]

sierung, Automatisierung und Reizüberflutung, das „Diktat der Zeit" bei gleichzeitig empfundener Sinnentleerung des Lebens haben zu einer massiven Zunahme „nervöser Störungen", zeit- und umweltbedingter psychischer Erkrankungen geführt. Im „Zeitalter des Funktionierens" mit dem ständig neu genährten Glauben an Fortschritt und „Machbarkeit" kommt es vermehrt zu so genannten „funktionellen Störungen", d.h. stressbedingten psychosomatischen Erkrankungen. Eine „Konsumentenhaltung" mit Anspruch auf schnelle Bedürfnisbefriedigung bei verminderter körperlich-seelischer Belastbarkeit verführt, insbesondere in kritischen Lebenssituationen (z.B. bei Ehe- und Berufsproblemen), dazu, rasch zum Medikament als vermeintlichem Problemlöser zu greifen. So scheinen sich Tranquilizer, die salopp gerne als „Sonnenbrillen der Seele" bezeichnet werden, als bequeme und recht einfache Möglichkeit anzubieten, mit psychosozialen Schwierigkeiten, Alltagsstress und zum menschlichen Leben gehörenden Verstimmungszuständen fertig zu werden.

Ärzte berichten immer wieder, dass sie von Patienten unter Druck gesetzt werden, Tranquilizer zu verschreiben. Allerdings sind auch Ärzte an der Entwicklung von Medikamentenmissbrauch und -abhängigkeit beteiligt. Wegen der guten Verträglichkeit und meist rasch einsetzenden Wirkung dieser Präparate und da psychotherapeutische Behandlungsmöglichkeiten oft fehlen, aber auch aus Zeitmangel und Bequemlichkeit greifen manche Ärzte zu schnell zum Rezeptblock.

In den letzten Jahren ist vor allem in den USA eine neue Entwicklung zu beobachten: Serotonin-Wiederaufnahmehemmer (SSRI) werden aufgrund ihrer aktivierenden, aufhellenden und hungerdämpfenden Wirkung – außerhalb ihrer eigentlichen Indikation als Antidepressiva – missbräuchlich von Gesunden eingenommen („busy but happy", „die Pille gegen die Schüchternheit").

Ein Grundproblem in der Diskussion um Missbrauch, Abhängigkeit und Sucht ist außerdem die unscharfe Definition und uneinheitliche Verwendung der Begriffe, die zu Missverständnissen führen kann. Aus wissenschaftlicher Sicht beinhalten diese Begriffe eine starke Wertung. Von Missbrauch sollte man sprechen, wenn Medikamente eigenmächtig bei fehlender Indikation oder zu hoch dosiert eingenommen werden. Nach längerem Gebrauch von Tranquilizern – oder manchmal auch von Anfang an – kann es bei bestimmten Menschen aufgrund der entspannenden bis euphorisierenden Wirkung zu einer echten Abhängigkeit (Sucht) kommen. Diese kann psychisch (der Patient hat ein übermächtiges Verlangen, das Medikament weiter einzunehmen) und/oder physisch sein (nach Absetzen treten körperliche Entzugserscheinungen auf). Bei längerfristiger Einnahme kann sich eine Toleranz (Gewöhnung) entwickeln, d.h. um den gewünschten Effekt zu erreichen, müssen immer höhere Dosen genommen werden.

Merke

Unter den Psychopharmaka besteht bei Tranquilizern sowie bei Schlafmitteln, Psychostimulanzien und Distraneurin® das Risiko einer Abhängigkeitsentwicklung, eines Missbrauchs. Suchtgefährdete Personen dürfen deshalb diese Medikamente nicht verordnet bekommen.

3.10 Schwangerschaft und Stillzeit

Die Behandlung schwangerer und stillender Frauen mit Psychopharmaka stellt in mehrfacher Hinsicht eine besonders verantwortungsvolle Aufgabe dar, weil die Therapie der psychisch kranken Patientin möglichst gezielt erfolgen sollte, sich daneben aber auch ungezielt auf den (gesunden) Organismus des Kindes auswirken kann.

Schwangerschaft und Stillzeit sind Lebensabschnitte, in denen neueren Daten zufolge wesentlich häufiger behandlungsbedürftige psychiatrische Störungen auftreten, als früher angenommen wurde. Und da Schwangerschaften häufig ungeplant eintreten (in den USA fast die Hälfte aller Schwangerschaften), kann es

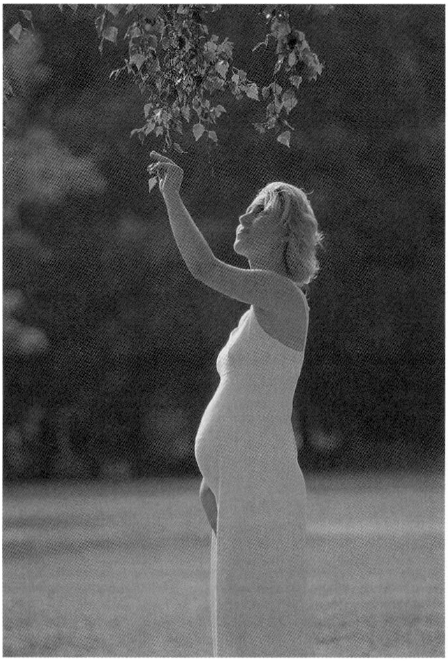

Abbildung 12: Die Einnahme von Psychopharmaka bedarf während der Schwangerschaft besonderer Vorsicht und gezielter fachärztlicher Beratung. [J 660]

zu einer unbeabsichtigten Medikamenteneinnahme in der Frühschwangerschaft kommen.

In der Schwangerschaft oder Stillzeit eingenommene Medikamente können über die Plazenta bzw. die Muttermilch in den kindlichen Organismus gelangen; daher stellt sich aus pharmakologischer Sicht die Frage, inwieweit Medikamente schädlich für das Kind sein können.

Spätestens seit Anfang der 60er-Jahre ist durch die Contergan®-Katastrophe auch der Bevölkerung die mögliche teratogene (fruchtschädigende) Wirkung von Medikamenten bekannt. Dennoch scheint eine gewisse Unbekümmertheit im Umgang mit Pharmaka während der Schwangerschaft vorzuherrschen, wie Erhebungen der letzten Jahre zeigen. Neben Laxanzien und Antiemetika werden auch Analgetika und Tranquilizer relativ häufig eingenommen.

Bis zum jetzigen Zeitpunkt liegen nur wenige Daten über die Zusammenhänge zwischen Psychopharmaka-Einnahme in der Schwangerschaft und kindlichen Fehlbildungen vor. Toxische Einwirkungen in den ersten beiden Wochen nach der Befruchtung (Konzeption) bleiben offenbar ohne Folgen oder führen zum Fruchttod. Am empfindlichsten gegenüber fruchtschädigenden Einflüssen ist der Embryo in der Zeit zwischen der dritten Woche bis zum Abschluss der Organausbildungsphase nach etwa zehn bis zwölf Wochen. In der Zeit danach bis zur Geburt (Fetalphase) kann in erster Linie das Wachstum beeinträchtigt werden; das ZNS bleibt bis zur Ausreifung nach der Geburt beeinflussbar.

Aktueller Kenntnisstand

Nach bisher vorliegenden Untersuchungen über die Wirkungen von Psychopharmaka in der Schwangerschaft sind **Lithium und Carbamazepin** nachweisbar fruchtschädigend (teratogene Wirkung auf Herz und Gefäße, Spina bifida). Für Antidepressiva, Neuroleptika und Benzodiazepine liegen z.T. widersprüchliche Ergebnisse vor. Insgesamt scheint bei ihnen jedoch keine spezifische Fehlbildungsgefahr zu bestehen.

Neben den Fehlbildungen, die möglicherweise durch Medikamente verursacht werden, stellt sich auch die Frage, ob es bei

Kindern, wenn sie intrauterin dem Einfluss bestimmter Medikamente ausgesetzt waren, im späteren Leben zu Entwicklungs- und Verhaltensstörungen kommen kann (Verhaltensteratologie). Hierzu liegen mittlerweile erste Daten vor: Bei Kindern, deren Mütter während der Schwangerschaft trizyklische Antidepressiva oder den Serotonin-Wiederaufnahmehemmer Fluoxetin eingenommen hatten, erbrachten Nachuntersuchungen bis zum siebten Lebensjahr während des gesamten Untersuchungszeitraums keinen Hinweis auf Beeinträchtigungen der intellektuellen Fähigkeiten oder Verhaltensstörungen.

Praktisches Vorgehen

Vor dem Beginn einer Therapie mit Psychopharmaka sollte ein Schwangerschaftstest durchgeführt werden, um eine Schwangerschaft zuverlässig auszuschließen, während der Behandlung ist eine Schwangerschaft sorgfältig zu verhüten.

Bei der Verhütung (Antikonzeption) ist darauf zu achten, dass einzelne Psychopharmaka in Wechselwirkung mit oralen Verhütungsmitteln („Pille“) treten können, beispielsweise wird die Wirkung der „Pille“ durch Carbamazepin abgeschwächt. Gegebenenfalls sind deshalb andere Verhütungsmethoden zu bevorzugen.

Bei einer Schwangerschaft, die bereits besteht, sollte im **Frühstadium** (1. Trimenon) auf eine Therapie mit Psychopharmaka möglichst verzichtet werden. Nach dem 1. Trimenon sollte die Frau nur behandelt werden, wenn ihre Erkrankung selbst ein Risiko für das Kind darstellt. Vorzugsweise ist dann ein Präparat zu verwenden, das schon lange auf dem Markt ist und mit dem schon mehr Erfahrungen vorliegen.

Eine weitere kritische Zeit für eine Behandlung mit Psychopharmaka stellt die **Spanne um die Geburt** dar. Die Fähigkeit des Neugeborenen, bestimmte Substanzen zu metabolisieren und auszuscheiden, ist in den ersten Lebenstagen nur unvollständig ausgeprägt. Wenn Mütter vor oder unter der Geburt mit Benzodiazepinen behandelt wurden, traten bei ihren Kindern Muskelschwäche und Atemstörungen auf (Floppy-infant-Syndrom). Deshalb sollten Psychopharmaka einige Tage vor dem erwarteten Geburtstermin so weit wie möglich langsam („ausschleichend") abgesetzt werden. Dadurch verringert sich zudem das Risiko, dass beim Kind Absetzerscheinungen auftreten.

Eine weitere Problematik betrifft den Kinderwunsch während einer Langzeittherapie mit Psychopharmaka. Hier muss zunächst sorgfältig abgewogen werden, ob die Therapie ohne Risiko, dass die Erkrankung dann wieder auftritt, beendet werden kann. Ist dies anzunehmen, wird die Medikation zunächst langsam („ausschleichend") abgesetzt und anschließend ein „Sicherheitsintervall" bis zur geplanten Schwangerschaft eingehalten. Eine genetische Beratung kann sinnvoll sein.

Merke

Während einer Schwangerschaft sollten Psychopharmaka nur unter strengen Richtlinien und möglichst ständiger Kontrolle verordnet werden. Bei schwerwiegenden Erkrankungen sind sie jedoch häufig unumgänglich.
Das Fehlbildungsrisiko beim Kind scheint bei den meisten Substanzen geringer zu sein, als früher befürchtet wurde.

Wird eine Patientin während der Stillzeit behandlungsbedürftig, so ist meist ein Abstillen zu empfehlen, da fast alle Psychopharmaka in die Muttermilch übergehen.

3.11 Psychopharmaka bei Kindern und Jugendlichen

Psychische Störungen kommen bei Kindern und Jugendlichen mit einer Häufigkeit von 2–30% vor – je nachdem, ob nur leichtere angegeben oder ob schwerere psychische Störungen davon abgegrenzt werden. „Verhaltensstörungen" sind in Deutschland bei 10–13% der Kinder zu beobachten, man nimmt an, dass ca. 5% der psychisch kranken Kinder und Jugendlichen behandlungsbedürftig sind.

Nach lange geübter Zurückhaltung werden Psychopharmaka seit einigen Jahren auch Kindern und Jugendlichen verordnet.

Eine unverzichtbare Vorbedingung ist aber, dass eine exakte diagnostische Abklärung der psychischen Störung des Kindes erfolgen muss. In fast allen Fällen sind Psychopharmaka nur als Therapie-Ergänzung anzusehen. Die Behandlung mit Psychopharmaka im Kindes- und Jugendalter weist einige Besonderheiten auf:

Anzustreben ist eine enge Zusammenarbeit, eine Kooperation („therapeutisches Bündnis") mit den Bezugspersonen (Eltern, Erzieher). Es ist keineswegs selbstverständlich, dass Arzt und Eltern immer gleiche Behandlungsziele haben; Kinder können z.B. die „Symptomträger" ihrer Eltern sein. Andererseits ist zu hoffen, dass sich das Medikament möglicherweise nicht nur positiv auf das Verhalten des Kindes auswirkt, sondern indirekt auch die Einstellung und Haltung der Eltern zum Kind günstig beeinflusst. Grundsätzlich sind bei der Dosierung die Unterschiede zum Erwachsenen-Organismus zu berücksichtigen, sie erfolgt daher in Milligramm pro Kilogramm Körpergewicht oder nach Körperoberfläche. Nie sollte mehr als ein Psychopharmakon verabreicht werden. Der junge Patient und die Eltern sollten ausführlich über Sinn und Zweck der Psychopharmaka-Behandlung informiert und über möglicherweise auftretende Nebenwirkungen aufgeklärt werden.

Die Vorzüge einer medikamentösen Behandlung sind:

- rasche Verfügbarkeit
- leichte Durchführbarkeit ohne zusätzlichen Aufwand sowie
- relativ geringe Kosten

Diese Vorzüge werden zu entscheidenden Nachteilen, wenn eine medikamentöse Behandlung nicht angebracht ist, die Dosierung falsch ist oder schwere Nebenwirkungen auftreten. Gute Kenntnisse und eine sorgfältige Anwendung der Psychopharmaka sind also vonnöten, speziell bei Kindern und Jugendlichen.

Verordnet werden Psychopharmaka bei Kindern und Jugendlichen hauptsächlich bei

- psychotischen Erkrankungen (sie kommen bei Kindern relativ selten, erst bei Jugendlichen häufiger vor)

- Autismus
- frühkindlichen Hirnschädigungen
- hyperaktiven, hyperkinetischen Kindern (siehe Abbildung 13)
- Bettnässen (Enuresis)
- Tics
- (Gilles de la) Tourette-Syndrom (Vokaltics)
- Mutismus
- apathischen und
- retardierten Kindern
- depressiven Erkrankungen

Wie im Erwachsenenalter werden vor allem Neuroleptika, Tranquilizer und Antidepressiva eingesetzt. Letztere finden auch Anwendung in der Behandlung hyperaktiver Kinder und der Enuresis. Eine Sonderstellung nehmen Psychostimulanzien ein: Sie können bei hyperaktiven Kindern eingesetzt werden, ohne dass sich eine Medikamentenabhängigkeit entwickelt.

Ein nicht zu unterschätzender Anteil psychisch gestörter Kinder lässt sich durch eine Kombination aus nicht-medikamentösen (psychagogische, psychotherapeutische, familientherapeutische) und medikamentösen Therapien wesentlich effektiver behandeln als durch eine ausschließlich medikamentöse oder ausschließlich nicht-medikamentöse Behandlung.

Immer wieder wird in den Massenmedien über einen übertriebenen Einsatz von Psychopharmaka bei Kindern berichtet. Wissenschaftlich fundierte Daten widerlegen dies und zeigen, dass unter den verordneten Psychopharmaka pflanzliche (Phytotherapeutika) und homöopathische Mittel vorherrschen. Etwa 80% der Antidepressiva werden zur Behandlung der Enuresis verabreicht, „Neuroleptika“ wie Promethazin (Atosil®) werden vor allem bei nicht-psychiatrischen Erkrankungen wie Asthma bronchiale, spastischer Bronchitis, Allergie, Juckreiz (Pruritus) und Reisekrankheit (Kinetosen) verordnet; Benzodiazepine und Barbiturate vor allem bei Fieberkrämpfen.

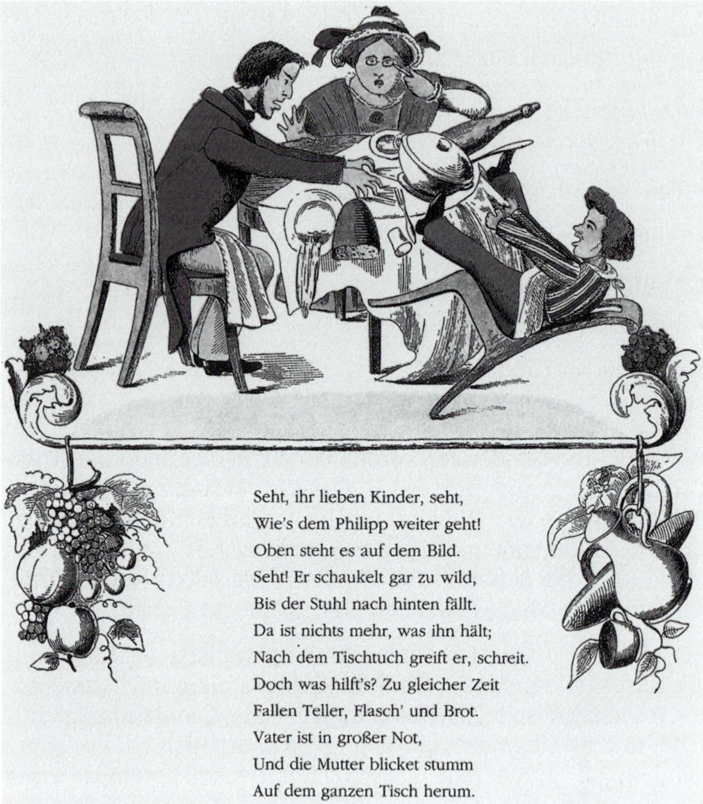
Seht, ihr lieben Kinder, seht,
Wie's dem Philipp weiter geht!
Oben steht es auf dem Bild.
Seht! Er schaukelt gar zu wild,
Bis der Stuhl nach hinten fällt.
Da ist nichts mehr, was ihn hält;
Nach dem Tischtuch greift er, schreit.
Doch was hilft's? Zu gleicher Zeit
Fallen Teller, Flasch' und Brot.
Vater ist in großer Not,
Und die Mutter blicket stumm
Auf dem ganzen Tisch herum.

Abbildung 13: Der „Zappelphilipp" (aus dem „Struwwelpeter"-Buch des Kinder- und Jugendpsychiaters Dr. H. Hoffmann). [Rütten & Loening, Berlin]

Merke

Kinder und Jugendliche dürfen nur mit Psychopharmaka behandelt werden, wenn erwiesenermaßen ein bestimmtes psychiatrisches Krankheitsbild vorliegt. Die Behandlung sollte dann auch konsequent erfolgen, wobei jedoch immer begleitende Maßnahmen erforderlich sind.

3.12 Psychopharmaka bei älteren Patienten

Im höheren Lebensalter gewinnt die Therapie mit Psychopharmaka zunehmend an Bedeutung: Rund 15% der Bevölkerung sind älter als 65 Jahre, etwa ein Viertel der über 65-Jährigen ist psychisch krank. Drei Viertel der Bewohner in Altenheimen erhalten Psychopharmaka wegen Alterskrankheiten. Am häufigsten liegen Hirnabbauprozesse (Demenz), Verwirrtheitszustände und Depressionen vor. Für Patienten im höheren Lebensalter gelten einige Besonderheiten, die auch in der Behandlung mit Psychopharmaka zu berücksichtigen sind (siehe Tabelle 5).

Fast immer leiden diese Patienten an mehreren Erkrankungen (Multimorbidität), d.h. neben der seelischen Erkrankung liegen praktisch immer auch körperliche Erkrankungen vor. Da diese in vielen Fällen ebenfalls medikamentös behandelt werden müssen, ist besonders auf Arzneimittel-Wechselwirkungen zu achten. Müssen die Patienten (zu) viele Medikamente gleichzeitig einnehmen, ergeben sich Probleme bezüglich der zuverlässigen, regelmäßigen Medikamenteneinnahme (Compliance-Probleme).

Tabelle 5: Besonderheiten bei der Behandlung mit Psychopharmaka im Alter

veränderte Pharmakokinetik (Aufnahme, Verstoffwechslung und Ausscheidung der Medikamente)
Multimorbidität (neben seelischen auch körperliche Erkrankungen)
Multimedikation (mehrere Medikamente) und daraus resultierende Wechselwirkungen
niedrigere Dosierungen in der Regel ausreichend
verstärkte Nebenwirkungsempfindlichkeit
Compliance-Probleme (Einnahmetreue)
besondere Vorsicht bei anticholinergen Medikamenten

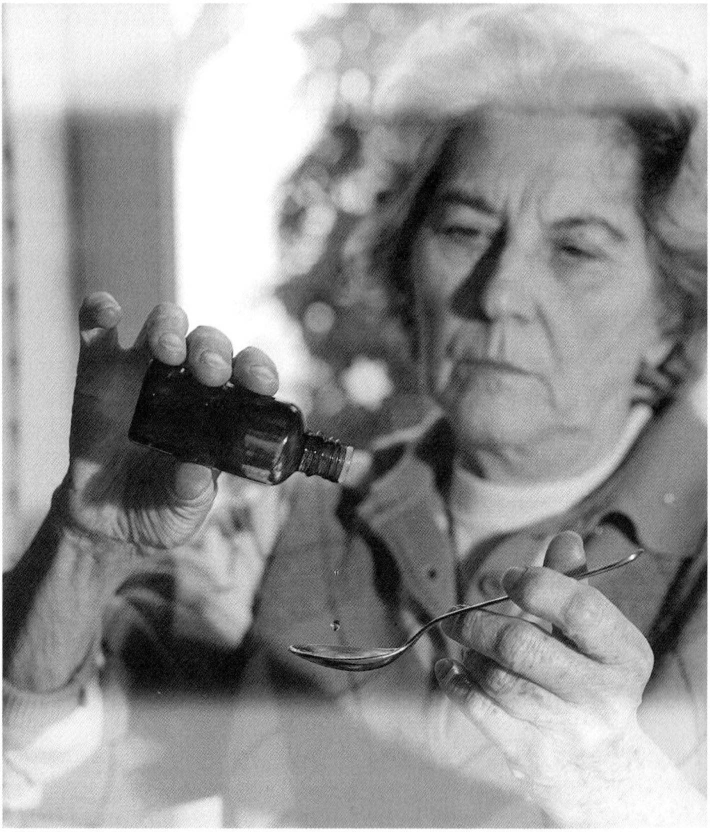

Abbildung 14: Ältere Menschen nehmen häufig eine Vielzahl von Medikamenten ein, darunter oft auch Psychopharmaka. [K 225]

Veränderungen im Alter

Die neurobiologische Altersforschung hat gezeigt, dass es im Alter zu messbaren Veränderungen im Gehirn kommt (Verringerung des Hirngewichts, Abnahme der Hirnzellen, geringere Durchblutung, Verminderung der Nervenüberträgerstoffe). Neben psychosozialen Faktoren (z.B. Ausscheiden aus dem Berufsleben) sind diese körperlichen Faktoren entscheidend für die geänderte Wirkungsweise von Psychopharmaka beim alten Menschen. So werden die

Medikamente teilweise schlechter im Körper aufgenommen, langsamer verstoffwechselt und verzögert ausgeschieden (Veränderungen der Pharmakokinetik sowie der Pharmakodynamik). Praktisch hat dies zur Folge, dass Medikamente bei Patienten im höheren Lebensalter zumeist niedriger dosiert werden müssen.

In vielen Fällen muss damit gerechnet werden, dass die gewünschte Medikamentenwirkung verzögert einsetzt und eine erhöhte Empfindlichkeit in Bezug auf Nebenwirkungen besteht. Im Hinblick auf die Einnahmezuverlässigkeit ist es wichtig, einfache und übersichtliche Pläne für die Medikamenteneinnahme aufzustellen, die auch die „Vergesslichkeit" älterer Menschen berücksichtigen. Die Darreichungsformen müssen ebenfalls auf den Alterspatienten abgestimmt sein (es ist unpraktisch, Patienten mit zittrigen Händen Tropfen zu verordnen!).

Welche Psychopharmaka für die unterschiedlichen Anwendungsbereiche (Hauptindikationen) bei Alterspatienten verordnet werden, zeigt Tabelle 6.

Tabelle 6: Hauptindikationen und dafür eingesetzte Psychopharmaka bei Alterspatienten

Hauptindikation	Psychopharmaka-Gruppe
körperlich begründbare Psychosen (Verwirrtheitszustände, Wahnerkrankungen, Unruhezustände, organische Psychosyndrome)	Antidementiva/Nootropika, Neuroleptika
Depressionen	Antidepressiva
(nicht körperlich begründbare) paranoide Syndrome	Neuroleptika
Erregungszustände	Neuroleptika, Tranquilizer
Angstzustände	Tranquilizer
behandlungsbedürftige Schlafstörungen	Schlafmittel

Neben der Therapie der Demenzen mit Antidementiva bzw. Nootropika kommen eine ganze Reihe weiterer Substanzen zur Behandlung von Begleitsymptomen zum Einsatz. So werden zur Stimmungsaufhellung Antidepressiva, bei Unruhezuständen und Wahngedanken Neuroleptika, gegen Ängste Tranquilizer und zur Verbesserung der Beweglichkeit Parkinsonmittel verabreicht.

Besonderes Augenmerk sollte bei der Therapie von Demenzen auf Medikamente mit so genannter anticholinerger Wirkung gerichtet werden. Sie können nämlich als Nebenwirkung zu Verwirrtheit und Gedächtnisstörungen führen und damit die Demenz verschlimmern. Eine anticholinerge Haupt- oder Nebenwirkung entfalten viele Medikamente aus unterschiedlichen Gruppen: so z.B. trizyklische Antidepressiva, Neuroleptika (vor allem niederpotente Phenothiazine), einige Parkinsonmittel (z.B. Akineton®) sowie viele Schlaf-, Allergie- und Grippemittel (vor allem Antihistaminika wie z.B. Diphenhydramin).

Wichtig ist die Verordnung möglichst gut verträglicher, nebenwirkungsarmer Psychopharmaka in niedrigstmöglicher Dosierung. Daneben spielen die Behandlung körperlicher Grundkrankheiten, die Gestaltung des Tagesablaufes unter Beachtung der Lebensumstände sowie psychosoziale Maßnahmen eine Rolle.

Tabelle 7 zählt die wichtigsten Regeln für die Psychopharmakotherapie beim Alterspatienten auf.

Tabelle 7: Grundregeln für die Psychopharmakotherapie beim Alterspatienten

Körperliche Ursachen erkennen und behandeln
Psychopharmaka mit bekannten Risiken für das Herz bzw. anticholinerger Wirkung meiden
Im Vergleich zur üblichen Erwachsenendosis niedriger dosieren
Multimedikation vermeiden

3.13 Kombinationen von Psychopharmaka

Sowohl von niedergelassenen Ärzten als auch in Kliniken werden Psychopharmaka häufig miteinander kombiniert. Eine Untersuchung an einer psychiatrischen Klinik ergab, dass bei 63% der Behandlungen eine kombinierte Psychopharmakotherapie (im Durchschnitt 2,7 Psychopharmaka) angewandt wurde. Nach einer Erhebung bei Allgemeinärzten sind 78% der Patienten mit „neurotischer Depression" kombiniert mit Antidepressiva und Benzodiazepinen behandelt worden.

Ganz allgemein zielt eine Mehrfachmedikation darauf ab, den Wirkungseintritt zu beschleunigen, die therapeutischen oder prophylaktischen Wirkungen zu verstärken und/oder Nebenwirkungen abzuschwächen. Eine begründete Mehrfachmedika-

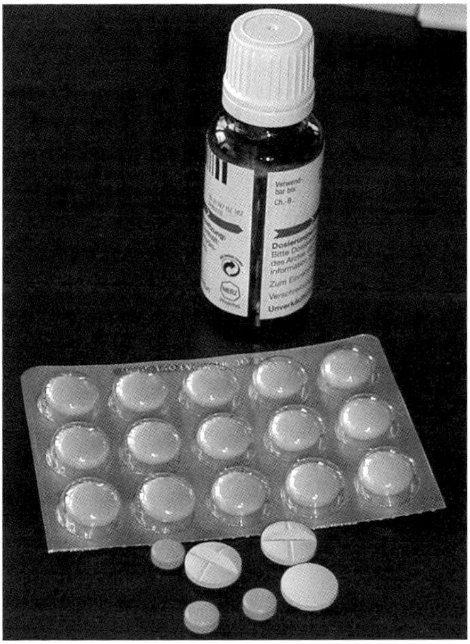

Abbildung 15: Psychopharmaka werden häufig miteinander kombiniert. Problematisch können hierbei zwischen den Medikamenten auftretende Wechselwirkungen sein. [M 100]

tion sollte und kann also zur Optimierung einer Therapie dienen. Doch aus pharmakologischer Sicht empfiehlt sich in Anbetracht möglicher Arzneimittelwechselwirkungen (siehe Teil I, Kapitel 3.5) eher Zurückhaltung mit Mehrfachkombinationen.

Die folgenden Auflistungen beziehen sich (ohne Anspruch auf Vollständigkeit) nur auf die Kombination einzelner Psychopharmaka miteinander. Wenn gleichzeitig körperliche Erkrankungen vorliegen, die ebenfalls medikamentös behandelt werden müssen, können sich zusätzliche Kontraindikationen ergeben. Dabei sollte man auch berücksichtigen, dass Patienten oft frei verkäufliche Medikamente (z.B. Antiallergika, „Schlafmittel") einnehmen; eine Befragung hierzu ist deshalb unerlässlich.

Sinnvolle Kombinationen von Psychopharmaka

Antidepressivum + Tranquilizer (Benzodiazepin oder schwaches Neuroleptikum): zur überbrückenden Behandlung (bis Wirkung des Antidepressivums eintritt) der Symptome Schlafstörung, Unruhe, Angst, Suizidalität.

> Limbatril® ist als Fertigpräparat eines Antidepressivums mit einem Benzodiazepin-Tranquilizer im Handel. Es wird aus Gründen der Compliance häufig verordnet, sollte in akuten Fällen aber nur zeitlich befristet eingesetzt werden. Von Nachteil ist, dass der Anteil beider Medikamente nicht variiert werden kann und ihr Verhältnis z.T. unausgewogen ist.

Antidepressivum + Phasenprophylaktikum: zur Behandlung von therapieresistenten Depressionen und zur frühzeitigen Vorbeugung von Rezidiven bei bekannten bipolaren affektiven Störungen.

Zwei Antidepressiva mit unterschiedlichen neurobiochemischen Wirkungen (serotonerg, noradrenerg): in der Praxis häufig eingesetzt; ob sie die Wirkung tatsächlich verbessern, ist wissenschaftlich nicht sicher belegt.

Starkes Neuroleptikum + schwaches Neuroleptikum bzw. Benzodiazepin: in der Anfangsphase der Schizophreniebehandlung bei unruhigen, erregten Patienten.

Starkes Neuroleptikum + Phasenprophylaktikum: bei akuten Manien, positive Wirkung sowohl auf den Akutzustand als auch auf die Phasenprophylaxe.

Neuroleptikum + Antidepressivum: insbesondere bei wahnhaften Depressionen medikamentöse Therapie der Wahl; auch bei schizoaffektiven Psychosen.

Clomethiazol + starkes Neuroleptikum: zur Behandlung eines Delirs mit deutlichen Sinnestäuschungen.

Kombinationsbehandlung unter besonderen Vorsichtsmaßnahmen (z.B. stationäre Behandlung)

Trizyklische Antidepressiva + irreversible MAO-Hemmer: Verstärkung der Wirkung, insbesondere bei therapieresistenten Depressionen; hierbei ist zu beachten, dass das trizyklische Antidepressivum immer zuerst verordnet werden sollte; Clomipramin (Anafranil®) ist kontraindiziert.

Clozapin + Serotonin-Wiederaufnahmehemmer: Anhebung des Plasmaspiegels von Clozapin; dadurch geringere orale Dosis erforderlich.

Merke

Die Kombination verschiedener Psychopharmaka kann sinnvoll sein, um unterschiedliche Beschwerden schneller und gezielter zu behandeln, insbesondere in Akutstadien. Langfristige Kombinationsbehandlungen sind dagegen sehr sorgfältig zu überdenken und zu planen.

3.14 Psychopharmaka kombiniert mit anderen Therapien

Die Behandlung von psychisch Kranken darf sich grundsätzlich nie allein auf die Anwendung von Medikamenten beschränken; erforderlich ist in jedem Fall ein Gesamtbehandlungsplan. Kernpunkt der Therapie ist eine psychotherapeutische Grundhaltung, die Bereitschaft, auf den Einzelnen mit seinen persön-

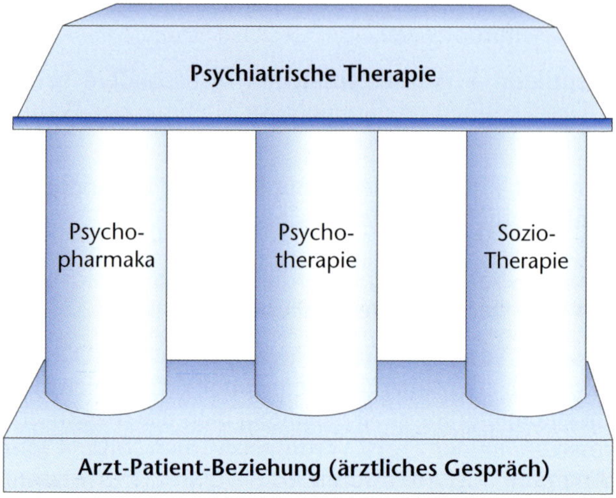

Abbildung 16: Säulen der psychiatrischen Therapie. [L 157]

lichen Problemen einzugehen. Diese Probleme können sowohl zu der Krankheit beigetragen haben als auch erst durch sie entstanden sein. Das Gespräch mit dem Kranken bildet die Grundlage, auf der sich Vertrauen entwickeln kann und auf der Therapie erst möglich wird.

Die vielfältigen psychotherapeutischen Behandlungsverfahren sollen hier nicht aufgezählt werden, denn zum einen sollte die Wahl einer bestimmten Methode ohnehin erst nach sorgfältiger Diagnosestellung erfolgen und zum anderen ist nicht jede Form der Psychotherapie für jeden Kranken geeignet (es gibt u.a. „aufdeckende", psychoanalytische Verfahren, verhaltenstherapeutische, symptomorientierte Techniken oder stützende, d.h. supportive Therapien und Entspannungsverfahren).

Neben den psychotherapeutischen Verfahren können Psychopharmaka noch mit einer Reihe anderer sinnvoller Behandlungsmethoden kombiniert werden, wie Beschäftigungstherapie, Arbeitstherapie, Musik- und Sporttherapie sowie mit physikalischen Maßnahmen. Erstere werden unter dem Begriff Soziotherapie zusammengefasst und schließen neben Trainingsprogrammen Konzepte der „Milieutherapie“ und der „Selbsthilfe“ ein. Soziale und berufliche Rehabilitation sind also Hauptanliegen dieser begleitenden Therapien.

Oft bietet erst die Therapie mit Psychopharmaka die Voraussetzung für psycho- und soziotherapeutische Behandlungsmaßnahmen.

Schizophrene Psychosen werden üblicherweise mit einer Kombination aus einem Neuroleptikum bzw. Antipsychotikum, stützender Psychotherapie, kognitiven Trainingsprogrammen, sozialem Kompetenztraining, Psychoedukation, Verhaltenstherapie und ggf. Familientherapie behandelt.

In der Behandlung von Depressionen kann neben einem Antidepressivum z.B. eine Schlafentzugsbehandlung, eventuell auch eine Lichttherapie (bei so genannten saisonalen, d.h. Herbst-/Winter-Depressionen) und in schweren Fällen eine Elektrokrampftherapie oder transkranielle Magnetstimulation eingesetzt werden. Kombiniert werden diese Maßnahmen mit kognitiver Verhaltenstherapie oder interpersonaler Psychotherapie, Entspannungsverfahren, kreativen Therapien (z.B. Musiktherapie) und Bewegungstherapie.

Bei Demenzen kann die Medikation durch körperliche Aktivierung und ein so genanntes Gedächtnistraining („Hirnjogging“) ergänzt werden.

3.15 Verordnungsplan

Von Ihrem Arzt erhalten Sie einen Verordnungsplan, aus dem Einnahmezeitpunkt und Dosis der einzunehmenden Medikamente möglichst übersichtlich hervorgehen sollten. Wichtig ist auch, sich in gewissem Maß selbstverantwortlich um die Behandlung zu kümmern und eigene Beobachtungen festzuhalten, z.B. indem Sie ein Schlaftagebuch führen oder den Depressi-

Behandlungshinweise für: ____________________ Datum: ____________

Arzneimittel	morgens	mittags	nach-mittags	abends	nachts	Hinweise

Ihr nächster Arzttermin

am ____________________ um ______ Uhr

Bringen Sie mit

____

____

____

Ihr behandelnder Arzt wünscht Ihnen gute Besserung

Bitte Einnahme nicht eigenmächtig ändern.

Stempel/Unterschrift

Abbildung 17: Verordnungsplan [L 157]

onsverlauf mit einem „Stimmungsbarometer" aufzeichnen. Dem Arzt können Sie auf diese Weise den Verlauf der Krankheit und die Effekte der Medikamente „objektiv" darlegen. Nebenwirkungen sollten möglichst genau beschrieben werden (zu welchem Zeitpunkt nach Medikamenteneinnahme aufgetreten, Stärke, Dauer, welche „Gegenmaßnahmen" wurden ergriffen).

Die Einnahme von frei verkäuflichen Medikamenten (Selbstmedikation) sollte ebenfalls dokumentiert werden. Wie sich erst jüngst zeigte, kann z.B. Johanniskraut Wechselwirkungen mit anderen Medikamenten hervorrufen (siehe Teil II, Kapitel 9.1).

Etwaige Dosisänderungen nach Arztanruf sollten sofort vermerkt werden, ebenso Befundmitteilungen (z.B. Lithiumspiegel).

3.16 „10 Gebote“ für den richtigen Umgang mit Psychopharmaka

1. Nehmen Sie Psychopharmaka nur auf ärztliche Anweisung und lassen Sie sich vom Arzt Ihres Vertrauens exakt über Wirkungen und Nebenwirkungen informieren.
2. Informieren Sie Ihren Arzt darüber, welche Medikamente Sie derzeit einnehmen und sprechen Sie offen über etwaige (auch frühere) Probleme mit Alkohol, Drogen, Schmerz- und Beruhigungsmitteln.
3. Wenn Sie das Gefühl haben, dass Ihnen das Medikament nicht hilft oder dass störende Nebenwirkungen auftreten, suchen Sie Ihren Arzt auf.
4. Ändern Sie nicht eigenmächtig die Dosis und setzen Sie Psychopharmaka auch nicht abrupt ab.
5. Kombinieren Sie sie nicht eigenmächtig mit (frei verkäuflichen) anderen Medikamenten und verzichten Sie auf Alkohol.
6. Beachten Sie die mögliche sedierende Wirkung von Psychopharmaka (Fahrtauglichkeit, Arbeitsfähigkeit) und fragen Sie ggf. Ihren Arzt.
7. Eine ununterbrochene, längerfristige Einnahme von Benzodiazepin-Tranquilizern sollte vermieden werden, da sie zur Abhängigkeit führen kann.
8. Führen Sie bei Langzeittherapie mit Depot-Neuroleptika oder Lithium einen Behandlungs-„Pass“ mit sich.
9. Hören Sie nicht auf „gut gemeinte Ratschläge“ (von Bekannten, anderen Patienten, Regenbogenpresse), entfernen Sie nicht mehr benötigte Psychopharmaka aus dem Haushalt bzw. bewahren Sie die Medikamente so auf, dass sie für Kinder oder andere Personen nicht zugänglich sind.
10. Sprechen Sie mit Ihrem Arzt darüber, welche zusätzlichen Therapiemaßnahmen für Sie in Frage kommen, z.B. Entspannungsverfahren, physikalische Maßnahmen, Psychotherapie, Ratschläge zur Lebensführung (Psychohygiene).

II Spezieller Teil

1 Tranquilizer (Beruhigungsmittel)

1.1 Definition und Einteilung

Definition

Tranquilizer (Beruhigungsmittel) sind eine Gruppe von Psychopharmaka, die zur Behandlung von Angst- und Spannungszuständen verwendet werden. Sie werden auch als Anxiolytika (= angstlösende Mittel) bezeichnet. Ihre angstlösende, beruhigende und emotional entspannende Wirkung bezeichnet man als klinischen Tranquilizer-Effekt. Neben den eigentlichen Tranquillanzien (lat. tranquillare = beruhigen) zeigen auch niedrig dosierte Neuroleptika, dämpfende Antidepressiva und einige Betarezeptorenblocker dieselbe Wirkung, weshalb man Anxiolytika und Tranquilizer nicht gleichsetzen kann. Charakteristisch für Tranquilizer im engeren Sinne ist, dass sie keinen Einfluss auf psychotische Symptome (keine antipsychotische Wirkung) besitzen. Der alte Begriff Psychosedativum basiert darauf, dass Hypnotika in niedriger Dosis ähnlich wie Tranquilizer wirken. Es bestehen – dosisabhängig – fließende Übergänge zwischen Beruhigungs- und Schlafmitteln.

Rückblick

Die Entwicklung der modernen Tranquilizer nahm ihren Ausgang von Muskelrelaxanzien und Sedativa. Auch die heute noch angewandten Tranquilizer besitzen fast alle mehr oder weniger ausgeprägte sedierende (schlafanstoßende) und muskelentspannende Wirkungen. Neben den Barbituraten war bis zum Jahre 1960 Meprobamat der Hauptvertreter der Tranquilizer. Seitdem sind Benzodiazepine die bei weitem wichtigste und verbreitetste Gruppe der Tranquilizer.

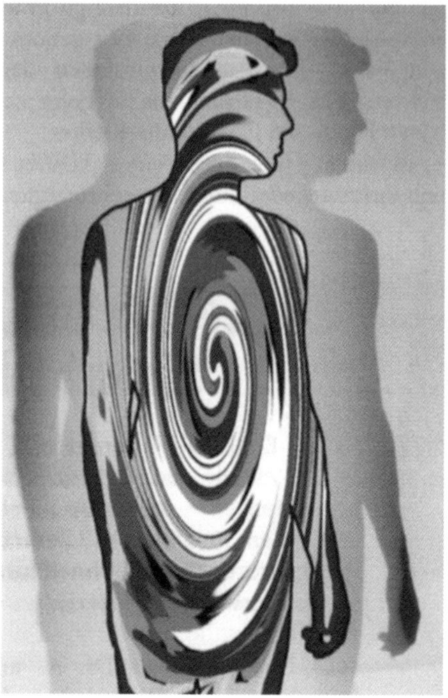

Abbildung 18: Bei starken Angst-, Spannungs- und Unruhezuständen kann eine vorübergehende Einnahme von Tranquilizern erforderlich sein. [M 100]

Einteilung

Tranquilizer können nach ihrer chemischen Struktur sowie nach ihrer klinischen Wirkung eingeteilt werden.

Chemisch-pharmakologisch lassen sich folgende Gruppen unterscheiden:

- Benzodiazepine
- niedrig dosierte Neuroleptika
- chemisch neuartige (trizyklische) Tranquilizer
- Phytotherapeutika (pflanzliche Sedativa)

Die eigentliche „Tranquilizer-Ära“ begann mit den **Benzodiazepinen,** die dank ihrer pharmakologischen Vorzüge bis heute den ersten Rang unter den Tranquilizern einnehmen (s.u.).

In niedriger Dosierung (unterhalb der so genannten neuroleptischen Schwelle) können auch **Neuroleptika** aufgrund ihrer dämpfenden, affektiv-entspannenden Wirkung als Tranquilizer eingesetzt werden. Vorteilhaft ist hier, dass sie keine Abhängigkeit hervorrufen und als Depot-Spritze verabreicht werden können, nachteilig ist die höhere Nebenwirkungsrate (siehe Teil II, Kapitel 5).

Trizyklische Tranquilizer wie Opipramol (Insidon®) stellen den Übergang zu den Antidepressiva dar, von den **chemisch neuartigen Tranquilizern** (oft als Nicht-Benzodiazepin-Tranquilizer beschrieben) ist in Deutschland derzeit nur Buspiron erhältlich.

Phytotherapeutika haben schon seit Jahrhunderten einen hohen Stellenwert in der Volksmedizin. Gerade in jüngerer Zeit werden Technik und Chemie nicht nur in der Medizin häufig abgelehnt, während pflanzliche Arzneimittel eine „Renaissance“ erleben und ihr Verbrauch deutlich ansteigt (siehe Teil II, Kapitel 9).

Benzodiazepin-Tranquilizer können nach dem Ausmaß ihrer sedierend-dämpfenden, muskelentspannenden, antiepileptischen und angstlösenden Wirkung eingeteilt werden. So besitzen manche Benzodiazepin-Tranquilizer eine relativ geringe sedierende Wirkung (z.B. Clobazam, Clotiazepam, Prazepam), bei anderen ist sie stark ausgeprägt (z.B. Diazepam). Das Ausmaß der Dämpfung hängt von der einzelnen Substanz, insbesondere aber auch von der Dosierung ab. Viele Tranquilizer wirken in höherer Dosierung schlafanstoßend (hypnogen); manche Benzodiazepine sind deshalb als reine Hypnotika im Handel (siehe Tabelle 8). Da bei einigen Benzodiazepinen die antiepileptische (antikonvulsive) Wirkung stark ausgeprägt ist (z.B. Diazepam, Clonazepam), finden sie auch Anwendung in der Behandlung von Epilepsien. Diazepam und insbesondere Tetrazepam haben eine deutliche muskelentspannende Wirkung, die man sich therapeutisch zunutze machen kann.

Kurze oder lange Halbwertszeit?

Eine weitere Einteilungsmöglichkeit der Benzodiazepin-Tranquilizer beruht auf ihrer Verweildauer im Organismus (Halbwertszeit); hier können kurz wirkende, mittellang wirkende und lang wirkende Tranquilizer unterschieden werden (siehe Tabelle 8).
Präparate mit einer kurzen Halbwertszeit sind wahrscheinlich von Vorteil, wenn sie als Schlafmittel oder bei älteren Patienten eingesetzt werden sollen (geringes Kumulationsrisiko). Tranquilizer mit längerer Halbwertszeit werden vorwiegend bei chronischen Angstzuständen angewandt. Oft reicht eine Einmaldosierung, daher liegen ihre Vorzüge in der Einnahme-Bequemlichkeit.

1.2 Wirkung

Alle Benzodiazepin-Tranquilizer besitzen folgende Eigenschaften: Sie wirken angstlösend, emotional dämpfend/sedierend, muskelentspannend und antiepileptisch.

Suche nach der Wirkungsweise

„Angst" ist als menschliche Empfindung nicht im Tierversuch messbar, sondern nur im Humanversuch beschreibbar. Obwohl Benzodiazepine seit über 40 Jahren als beruhigende und angstlösende Mittel verwendet werden und weltweit zu den am häufigsten verordneten Medikamenten gehören, blieb lange Zeit unklar, wie die pharmakologischen, aber auch klinischen Wirkungen der Benzodiazepine auf neuronaler Ebene zustande kommen. Man musste sich damit zufrieden geben, ihren Einfluss auf bestimmte Areale des Gehirns zu kennen. Erst Ende der 70er-Jahre wurden durch die Entdeckung spezifischer Benzodiazepin-Rezeptoren entscheidende Fortschritte erreicht.

Die neuropharmakologische Wirkungsweise

Heute vermutet man die eigentliche Wirkungsweise dieser Substanzen darin, dass sie einen natürlichen Hemm-Mechanismus des ZNS noch zusätzlich verstärken. Im Gehirn herrscht ein ständiges, wohl ausgewogenes Wechselspiel zwischen erregen-

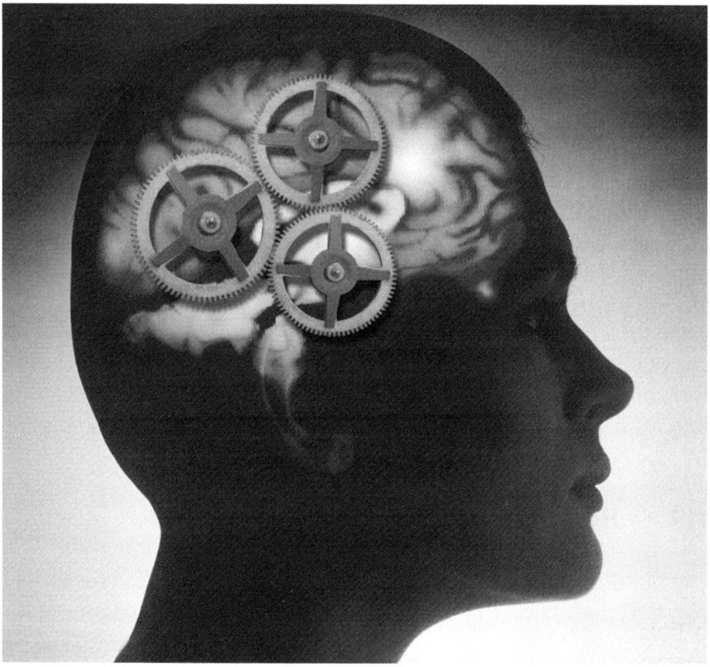

Abbildung 19: Angst geht mit einer Übererregung bestimmter Hirnzentren einher.

den und hemmenden Einflüssen einer Nervenzelle auf die andere. Bei diesem Wechselspiel erfüllt der Neurotransmitter Gamma-Aminobuttersäure (GABA) eine entscheidende Rolle.

Wird GABA an einer Synapse freigesetzt, macht es die nachgeschaltete Nervenzelle (Neuron) kurzfristig unempfindlich für erregende Überträgerstoffe. So werden z.B. bestimmte Reize oder Empfindungen, die von außen auf das Gehirn einwirken, aber momentan bedeutungslos sind, gedämpft und können damit besser verarbeitet werden.
Die Benzodiazepin-Rezeptoren bilden mit den postsynaptischen GABA-Rezeptoren eine funktionelle Einheit – sie sind gleichsam gekoppelt. Sobald die Benzodiazepin-Rezeptoren von Benzodiazepi-

nen besetzt werden, trägt diese Kopplung dazu bei, dass sich zusätzlich von GABA gesteuerte Chlorid-Ionenkanäle in der Nervenzelle (Neuron) öffnen und die hemmende Wirkung von GABA am Neuron verstärken. Auf diese Weise kommt es durch die Benzodiazepine zu einem verstärkten (natürlichen) „Bremseffekt" auf das ZNS.

Eine Frage bleibt noch offen: Wieso gibt es spezifische Benzodiazepin-Rezeptoren im Körper, wenn doch nicht vorauszusehen war, dass eines Tages Medikamente – die Benzodiazepine – entwickelt würden, die von ihrer Struktur her genau zu diesen Rezeptoren passen? Die mögliche Erklärung: Vermutlich gibt es endogene, also körpereigene Stoffe, die diese Benzodiazepin-Rezeptoren besetzen können, ähnlich wie es bei den Endorphinen an den Opiat-Rezeptoren der Fall ist.

1.3 Benzodiazepine in der Übersicht

Die derzeit im Handel befindlichen Tranquilizer vom Benzodiazepin-Typ sind in der nachfolgenden Tabelle 8 zusammenfassend dargestellt.

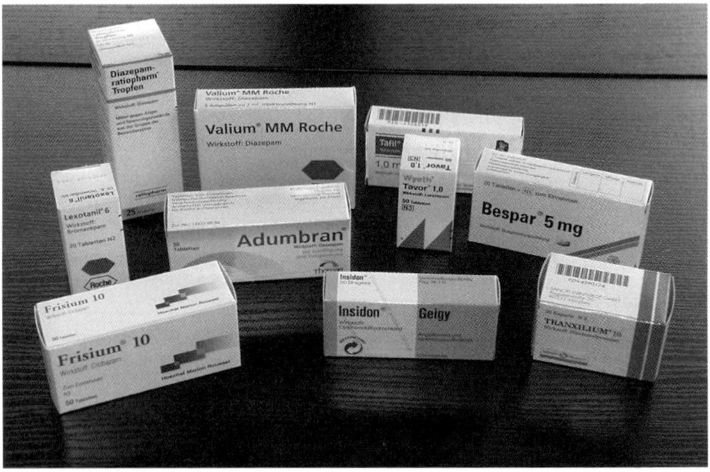

Abbildung 20: Beispiele handelsüblicher Tranquilizer. [M 100]

Tabelle 8: Einteilung der Benzodiazepin-Tranquilizer nach Halbwertszeiten ($t_{1/2}$)

	Freiname	Präparat
mittellang wirkend	Alprazolam	Tafil® u.a.
($t_{1/2}$ 5–24 Std.)	Bromazepam	Lexotanil® u.a.
	Clotiazepam	Trecalmo®
	Lorazepam	Tavor® u.a.
	Oxazepam	Adumbran® u.a.
lang wirkend	Chlordiazepoxid	Librium® u.a.
($t_{1/2}$>24 Std.)	Clobazam	Frisium®
	Diazepam	Valium® u.a.
	Dikaliumclorazepat	Tranxilium®
	Medazepam	Rudotel®
	Nordazepam	Tranxilium® N®
	Prazepam	Demetrin®

1.4 Praktische Anwendung

Die Begriffe Tranquilizer bzw. Beruhigungsmittel charakterisieren nur sehr unvollständig das Spektrum der Wirkungen und die Anwendungsbereiche der darunter zusammengefassten Substanzen. Eine „Beruhigung" zu erzielen ist nur in wenigen Fällen das Hauptanliegen beim Verordnen eines Tranquilizers. Als wichtigste Indikationen gelten vielmehr Angstzustände jeglichen Ursprungs.

Benzodiazepine

Anwendungsgebiete

Auch wenn in diesem Abschnitt verschiedene Substanzgruppen genannt werden, die als Tranquilizer Verwendung finden, ist doch hervorzuheben, dass der Gruppe der Benzodiazepine in der Praxis die größte Bedeutung zukommt. Sie finden in allen Disziplinen der Medizin breite Anwendung und werden überwiegend von Nicht-Psychiatern verordnet, vor allem Allgemeinärzten und Internisten. Aufgrund ihres breiten Wirkungsspektrums, ihrer rasch einsetzenden Wirkung sowie ihrer relativ großen Sicherheit (kaum Nebenwirkungen) kommen diese Präparate im großen Feld der psychogenen bzw. psychoreaktiven Störungen zum Einsatz. Zu diesen gehören Neurosen verschiedenster Art, psychosomatische Erkrankungen (funktionelle Störungen) sowie abnorme Konflikt- und Erlebnisreaktionen. Manche Benzodiazepine werden als Hypnotika (siehe Teil II, Kapitel 2) eingesetzt, andere bei muskulären Verspannungen oder zur Prämedikation vor operativen Eingriffen. Bewährt haben sie sich auch in der Notfallmedizin (z.B. bei akutem Herzinfarkt). Von Nervenärzten werden sie hauptsächlich als Zusatzmedikamente bei depressiven Erkrankungen, zur symptomatischen Dämpfung bei Erregungszuständen sowie zur Behandlung von Entzugssyndromen und – ein Teil der Präparate – als Antiepileptika eingesetzt.

Wirkung und Gefahren

Benzodiazepin-Tranquilizer bieten die Möglichkeit, den „psychovegetativen Störkreis“ zu durchbrechen (hierbei verstärkt Angst die psychovegetativen und psychosomatischen Störungen, die ihrerseits wieder neue Ängste auslösen). Auch zur Dämpfung überschießender Emotionen sind sie gut geeignet. So kann z.B. krankhafte Angst, die ein adäquates Verhalten bei Konflikten unmöglich macht, gemindert und der Weg zu einer Psychotherapie – falls erforderlich – geebnet werden. Der mit Benzodiazepin-Tranquilizern behandelte Patient empfindet meist rasch eine deutliche Besserung seiner vorher häufig sehr quälenden Symptome. Dies kann jedoch auch Gefahren in sich bergen. Denn Tranquilizer können bei manchen Patienten dazu führen, dass sie sich ihren Problemen nicht stellen und sich nicht mit ihnen auseinander setzen, sondern stattdessen ihre Seele medikamentös („wie unter einer wohltemperierten Glasglocke“) vor dem Alltagsstress abschirmen.

Behandlungskonzept

Beruhigungsmittel dürfen niemals das ärztliche Gespräch ersetzen, und damit der verordnende Arzt nicht bloß als „Lebenserleichterer" dient, muss bei allen Patienten, die Benzodiazepine erhalten, ein Behandlungskonzept erstellt werden (siehe Tabelle 9).

Tabelle 9: Leitsätze zur Anwendung von Benzodiazepinen

klare Indikationsstellung
Patienten mit Missbrauchsrisiko ausschließen
möglichst niedrig dosieren
Anwendung nur kurzfristig (max. 3 Monate)
nie abrupt absetzen, stets langsame Dosisreduktion
Überhangeffekte beachten

Rebound-Phänomene (z.B. Angst, Schlaflosigkeit) beachten

Die medikamentöse Therapie soll nur kurzzeitig (in der Regel nicht länger als 4 Monate) erfolgen, und es ist wichtig, den Patienten nicht mit dem Medikament allein zu lassen (Aufbau einer guten Arzt-Patient-Beziehung; „Droge Arzt"). In vielen Fällen ist eine psychotherapeutische Behandlung, z.B. in Form einer so genannten Verhaltenstherapie (Erlernen problemlösender Verhaltensweisen) oder einer Gesprächspsychotherapie (Verbalisierung von Gefühlen) notwendig; zusätzlich haben sich Entspannungsverfahren wie z.B. das autogene Training bewährt. Nicht selten gelingt ein psychotherapeutischer Zugang allerdings erst durch eine medikamentöse Bahnung und Unterstützung, gerade wenn schwere, pathologische Angstzustände vorliegen.

Wann ist eine Langzeiteinnahme sinnvoll?

In Einzelfällen kann es notwendig sein, Benzodiazepine über längere Zeit zu verordnen, nämlich dann, wenn eine psychotherapeutische Behandlung (aus vielerlei Gründen) nicht möglich oder fehlgeschlagen ist. Wird die Einnahme regelmäßig kontrolliert, ist ein solches Vorgehen auch gerechtfertigt. Bei diesem Patientenkreis führt ein Absetzen der Tranquilizer-Medikation in der Regel zu einer psychophysischen Dekompensation und sollte deshalb vermieden werden. Allerdings sollte gerade bei längerfristigen Verordnungen immer wieder die Diagnose des vorliegenden Krankheitsbildes hinterfragt werden. So treten z.B. Angstzustände oft im Rahmen depressiver Erkrankungen auf und sollten dann besser mit Antidepressiva behandelt werden.

Benzodiazepine werden so verordnet, dass je nach Halbwertszeit des Medikaments ein- bis dreimal täglich die niedrigstmögliche Dosis eingenommen wird. Lindern sich die Beschwerden nur unzureichend, kann die Dosis dann innerhalb der ersten Behandlungswoche gesteigert werden. Bei Besserung der Symptome versucht man die Dosis allmählich wieder zu reduzieren, was auch in Form einer Intervallbehandlung (Einnahme bei Bedarf) stattfinden kann. Im Allgemeinen ist es von wenigen Ausnahmen abgesehen möglich, innerhalb weniger Wochen die Pharmakotherapie wieder zu beenden (grundsätzlich langsam ausschleichend).

Bei Alterspatienten sind möglicherweise spezielle orale Darreichungsformen vorteilhaft; als Tropfen verfügbar sind z.B. Diazepam (Valiquid®) und Nordazepam (Tranxilium N®), von Lorazepam (Tavor® Expidet) gibt es Plättchen, die sich sekundenschnell auf der Mundschleimhaut auflösen.

Sonstige Tranquilizer

Außer Benzodiazepinen – den mit Abstand gebräuchlichsten Tranquilizern – können auch **niedrig dosierte Neuroleptika** als Tranquilizer eingesetzt werden. Sie sollten bei missbrauchsgefährdeten Personen in Erwägung gezogen werden und können in Form einer Depot-Spritze verabreicht werden. Zu beachten sind allerdings mögliche Nebenwirkungen dieser Substanzgruppe (siehe Teil II, Kapitel 5.5).

Panikerkrankungen sollten mit Antidepressiva (Imipramin, serotoninselektive Antidepressiva) und zusätzlich durch Verhaltenstherapie behandelt werden.

Als Tranquilizer, der den **trizyklischen Antidepressiva** nahe steht, befindet sich Opipramol (Insidon®) im Handel. Klinisch besitzt Opipramol neben seiner beruhigend-entspannenden und angstlösenden Wirkung auch eine leicht antidepressive, stimmungsaufhellende Wirkung. Im Unterschied zu den Benzodiazepin-Tranquilizern hat es keinen muskelrelaxierenden oder direkt hypnotischen Effekt. Ähnlich wie bei den Antidepressiva tritt die Wirkung nicht so rasch wie bei den Benzodiazepinen ein (sog. Wirkungslatenz). Opipramol scheint nicht abhängig zu machen.

Zu den chemisch neuartigen Tranquilizern gehört Buspiron (z.B. Bespar®). Eine geringere Sedierung, fehlende Wirkungsverstärkung von Alkohol und ein bislang nicht beobachtetes Abhängigkeitspotenzial werden als Vorteile dieser Substanz genannt. In einigen kontrollierten Studien zeigte sich jedoch, dass die anxiolytische Wirkung schwächer als bei den Benzodiazepin-Tranquilizern war und dass mit einem verzögerten Wirkungseintritt zu rechnen ist. Insbesondere für Patienten, die schon mit Benzodiazepinen vorbehandelt wurden, scheint eine Behandlung mit Buspiron kaum vorteilhafter zu sein.

1.5 Nebenwirkungen und Gegenanzeigen

Nebenwirkungen

Obwohl Tranquilizer wegen ihrer großen therapeutischen Breite als relativ untoxische Medikamente anzusehen sind, haben sie, wie andere wirksame Arzneimittel auch, eine Reihe von möglichen Nebenwirkungen (siehe Tabelle 10). Vor allem zu Beginn der Behandlung mit Tranquilizern kann es zu Müdigkeit, Schläfrigkeit, Konzentrationsminderung und Einschränkung der geistigen Leistungsfähigkeit kommen. Benommenheit, Schwindel und durch die muskelentspannende Wirkung bedingte Störungen des Koordinationsvermögens, Gangunsicherheiten und ataktische Bewegungsstörungen treten vor allem bei älteren Menschen auf und sind Zeichen einer zu hohen Dosierung. Bei Langzeitbehandlung oder Gabe hoher Dosen sind Sprachstörungen beobachtet worden. Manche Benzodiazepine führen zu kurzzeitigen Gedächtnislücken. Appetitstörungen (Gewichtszunahme), Sexualstörungen (Libidoverlust) und Menstruationsstörungen können vorkommen. Vor allem bei älteren Menschen sind so genannte paradoxe Reaktionen (mit Erregungszuständen, Wut, feindseligem Verhalten und Schlaflosigkeit) möglich. Folgen einer stark anxiolytischen Wirkung können Gleichgültigkeit, Wurstigkeit, Realitätsflucht und Einschränkung der Kritikfähigkeit sein. Durch sehr hohe Dosen oder Vergiftungen kann es zum Delir, zu zerebralen Krampfanfällen und zu psychotischen Symptomen wie z.B. Halluzinationen kommen (siehe Tabelle 10).

Nicht zu leugnen ist die Tatsache, dass Benzodiazepine auch missbräuchlich verwendet werden und dass ein bestimmter Prozentsatz der Benutzer in eine Abhängigkeit gerät. Gerade bei Langzeiteinnahme kann es hier zu Persönlichkeitswandel, depressiven Verstimmungen und beim Absetzen zu Entzugserscheinungen kommen (siehe Tabelle 10).

Mögliche Nebenwirkungen der auch als Tranquilizer eingesetzten Neuroleptika sind in Teil II, Kapitel 5.5 dargestellt.

Tabelle 10: Nebenwirkungen und Entzugserscheinungen unter Benzodiazepin-Tranquilizern

Nebenwirkungen (bei relativer Überdosierung)	**Entzugserscheinungen**
Sedierung Konzentrationsminderung Schwindel Muskelschwäche Sprachstörungen Gedächtnisstörungen paradoxe Reaktionen (z.B. Erregung, Unruhe) „Bindung“, psychische Abhängigkeit	**Rebound** (Angst, Schlafstörungen) **leichte Syndrome:** vegetative Störungen (Zittern, Herzjagen, Schwitzen) **spezifische Syndrome:** Liftgefühl, Lichtempfindlichkeit, optische Verzerrungen, sexuelle Phantasien, Zerstreutheit
bei Langzeiteinnahme	
„Persönlichkeitswandel“ (Gleichgültigkeit, Antriebsverlust) Suchtgefahr	**schwere Syndrome:** Delir, zerebrale Krampfanfälle, Psychosen (nach hohen Dosen)

Gegenanzeigen

Wegen ihrer muskelrelaxierenden Wirkung dürfen Tranquilizer bei Erkrankungen wie Myasthenie nicht verwendet werden. Auch Alkohol-, Medikamenten- und Drogenabhängigkeit sowie ein akutes Engwinkelglaukom sind absolute Gegenanzeigen für Benzodiazepin-Tranquilizer. Kinder und Jugendliche dürfen keine Benzodiazepine bekommen – außer zur Prämedikation vor chirurgischen Eingriffen und zur Notfalltherapie bei epileptischen Anfällen. Bei Leber- und Nierenerkrankungen sind Tranquilizer, vor allem solche mit langer Halbwertszeit, nur mit großer Vorsicht anzuwenden. Die Plazenta ist für Benzodiazepine durchgängig, auch in die Muttermilch gehen diese Substanzen über. Benzodiazepine sollten in der Schwangerschaft und Stillzeit möglichst nicht verordnet werden (siehe Teil I, Kapitel 3.10).

1.6 Einzelpräparate

Tabelle 11: Tranquilizer in der Übersicht (Substanznamen in alphabetischer Folge)

1. Benzodiazepine	
Alprazolam	Tafil® (D), Cassadan® (D), Esparon® (D), Xanax® (CH)
Darreichungsformen:	Tbl. 0,25/0,5/1,0 mg
Dosierung:	0,5–4 mg in 2–3 Tagesdosen
Bromazepam	Lexotanil® (CH, D), Normoc® (D), durazanil® (D), Gityl® (D), neo OPT® (D), Bromazanil® (D), Bromazep® (D), Lexostad® (D)
Darreichungsformen:	Tbl. 3/6 mg
Dosierung:	3–6 mg; Höchstdosis 12 mg
Chlordiazepoxid	Librium® (A, CH, D), Multum® (D), Radepur® (D), Komb.: Limbatril®
Darreichungsformen:	Drg. 10 mg, Tbl. 5/10/25 mg, Tabs 25 mg
Dosierung:	10–50 mg, Einmalgabe möglich

Tabelle 11: Fortsetzung

1. Benzodiazepine	
Clobazam	Frisium® (A, D)
Darreichungsformen:	Tbl. 10 mg, Tabs 20 mg
Dosierung:	20–40 mg pro Tag
Diazepam	Valium® (A, CH, D), Diazemuls® (D), Lamra® (D), Tranquase® (D), Neurolytril® (D), Valiquid® (D), Faustan® (D), Stesolid® (D), Valocordin® (D), Diazep® (D)
Darreichungsformen:	Tbl. 2/5/10 mg,Tr. 30 = 1 ml = 10 mg Amp. 2 ml/10 mg Rectal tube 5/10 mg, Supp. 5/10 mg
Dosierung:	5–20 mg, (abendliche) Einmalgabe möglich
Dikaliumclorazepat	Tranxilium® (A, CH, D)
Darreichungsformen:	Kps. 5/10/20 mg, Tabs 20 mg, Tbl. 50 mg Amp. 50/100 mg
Dosierung:	10–50 mg täglich, (abendliche) Einmalgabe möglich
Lorazepam	Tavor® (D), Pro Dorm® (D), Laubeel® (D), Punktyl® (A, D), Tolid® (D), duralozam® (D), Somagerol® (D), lorazep® (D)
Darreichungsformen:	Tbl. 0,5/1,0/2,5 mg und Tabs 2,0 mg Amp. 1 ml/2 mg Expidet-Plättchen 1,0/2,5 mg
Dosierung:	0,5–2,5 mg in 2–3 Tagesdosen; auch als Einmalgabe zur Schlafförderung
Medazepam	Rudotel® (D), Medazepam AWD (D)
Darreichungsformen:	Tbl. 10 mg
Dosierung:	10–30 mg
Nordazepam	Tranxilium® N (D)
Darreichungsformen:	Tr. 24 = 5 mg
Dosierung:	2,5–15 mg, (abendliche) Einmalgabe möglich

Tabelle 11: Fortsetzung

1. Benzodiazepine	
Oxazepam	Adumbran® (A, D), Azutranquil® (D), durazepam® (D), Mirfudorm® (D), Noctazepam® (D), Praxiten® (A, D), Sigacalm® (D), Uskan® (CH, D)
Darreichungsformen:	Tbl. 10/50 mg (z.T. auch 15/20 mg) Supp. 30 mg Kps. 30 mg Expidet-Plättchen 30 mg
Dosierung:	10–50 mg
Prazepam	Demetrin® (A, CH, D), Mono Demetrin® (D)
Darreichungsformen:	Tbl. 10/20 mg
Dosierung:	20–40 mg, (abendliche) Einmalgabe möglich

2. Niedrigdosierte Neuroleptika	
Chlorprothixen	Truxal® (A, CH, D)
Darreichungsformen:	Drg. 15/50 mg
	Saft 1 ml = 20 mg (Truxal®)/2,5 mg
Dosierung:	30–150 mg, höhere Dosis am Abend
Flupentixol	Fluanxol® (A, CH, D)
Darreichungsformen:	Drg. 0,5 mg
Dosierung:	1–2 mg, nicht nach 16 Uhr
Fluphenazin	Dapotum® D 2,5 (A, CH, D), Lyogen® (A, CH, D), Omca® (D), Lyorodin® (D), Eldoral® (D)
Darreichungsformen:	Drg. 1 mg (Omca®) Tbl. 1 mg (Lyogen®), Tbl. 0,5 mg (Eldoral®) Amp. 1 ml/2,5 mg
Dosierung:	0,5–1 mg oral 1 Amp. 14-tägig i.m.

Tabelle 11: Fortsetzung

2. Niedrigdosierte Neuroleptika	
Fluspirilen	Imap 1,5® (CH, D), Kivat® (D)
Darreichungsformen:	Amp. 0,75 ml = 1,5 mg
Dosierung:	1 Amp. wöchentlich i.m.
Melperon	Eunerpan® (D)
Darreichungsformen:	Drg. 10/25/50/100 mg Liquidum 1 ml = 5 mg
Dosierung:	25–200 mg, abendlicher Dosisschwerpunkt
Perazin	Taxilan® (D)
Darreichungsformen:	Drg. 25/100 mg, Tbl. 100 mg Tr. 22 = 1 ml = 44 mg
Dosierung:	50–150 mg in 2–3 Tagesdosen mit abendlichem Schwerpunkt
Pipamperon	Dipiperon® (CH, D)
Darreichungsformen:	Tbl. 40 mg Saft 1 ml = 4 mg
Dosierung:	40–160 mg
Promazin	Protactyl® (D), Sinophenin® (D)
Darreichungsformen:	Drg. 25/50/100 mg, Tbl. 25 mg Susp. 5 ml = 50 mg Tr. 1 ml = 20 mg
Dosierung:	25–200 mg täglich
Promethazin	Atosil® (D), Eusedon mono® (D), Prothazin® (D)
Darreichungsformen:	Drg. 25/100 mg Tr. 20 = 1 ml = 20 mg Lsg. 1 ml = 5 mg Sirup 1 ml = 1 mg
Dosierung:	25–200 mg
Prothipendyl	Dominal® (A, D)
Darreichungsformen:	Drg. 40/80 mg Tr. 20 = 1 ml = 50 mg
Dosierung:	40–160 mg täglich, abendlicher Schwerpunkt

Tabelle 11: Fortsetzung

2. Niedrigdosierte Neuroleptika	
Thioridazin	Melleril® (A, CH, D), Melleretten® (A, CH, D), Sonapax® (D)
Darreichungsformen:	Drg. 10/25/100 mg, Tbl. (Retard) 30/200 mg Saft 5 ml = 10 mg Tr. 30 = 1 ml = 30 mg
Dosierung:	30–200 mg in 2–3 Tagesdosen mit abendlichem Schwerpunkt
3. Trizyklische Tranquilizer	
Opipramol	Insidon® (A, CH, D)
Darreichungsformen:	Drg. 50 mg
Dosierung:	50–300 mg täglich
Typ. Nebenwirkungen:	Müdigkeit, vegetative Symptome
4. Chemisch andersartige Tranquilizer	
Buspiron	Bespar® (D), Anxut® (D) u.a.
Darreichungsformen:	Tbl. 5/10 mg
Dosierung:	15–60 mg täglich
Typ. Nebenwirkungen:	Schwindel, Kopfschmerzen, Magenbeschwerden, Schlafstörungen
5. Betablocker	
	Metoprolol (z.B. Beloc®) Oxprenolol (z.B. Trasicor®) Propranolol (z.B. Dociton®)

6. Meprobamat	
	Visano® (D)
Dosierung:	400–800 mg täglich
Gegenanzeigen:	Wegen Abhängigkeitsrisiko und Intoxikationsgefahr wird von einer Einnahme abgeraten

Tabelle 11: Fortsetzung

7. Andere Tranquilizer	
Barbiturate	Luminal® (CH, D) u.a.; von einer Einnahme als Tranquilizer wird abgeraten
Diphenhydramin	S8®, Dormutil N® (D), Dolestan® (D), u.a.; Komb.: Betadorm® u.a.
Hydroxyzin	Atarax® (A, CH, D), AH 3N® (D), Elroquil N® (D)
Darreichungsformen:	Tbl. 25 mg Tr. 10 ml = 20 mg
Dosierung:	30–100 mg täglich

2 Hypnotika (Schlafmittel)

2.1 Definition und Einteilung

Hypnotika sind keine scharf abgegrenzte Arzneimittelgruppe, vielmehr wird jedes Arzneimittel, das Schlaf erzeugt, Hypnotikum genannt. Es ist eine Frage der Dosierung, wann ein Sedativum zum Hypnotikum, ein Hypnotikum zum Sedativum oder auch zum Narkotikum wird.

Fast so vielfältig wie die Anzahl der Hypnotika sind die Möglichkeiten, diese Stoffe nach bestimmten Gesichtspunkten einzuteilen. Doch bei diesen Klassifikationen (z.B. nach der Wirkung, dem Einfluss auf das Schlafmuster/-profil oder pharmakokinetischen Daten) besteht das Problem, dass bei vielen Hypnotika diese Parameter noch nicht (im Detail) bekannt sind. Sinnvoll erscheint eine Einteilung der Hypnotika wie in Tabelle 12.

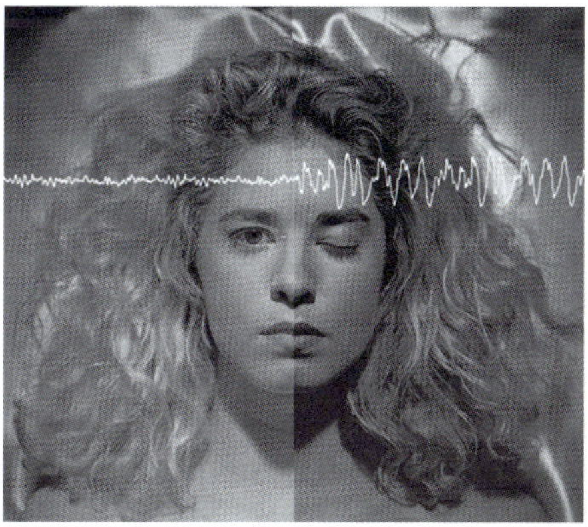

Abbildung 21: Das moderne Leben kann zu einer Störung des Schlaf-Wach-Rhythmus führen. [E 226-002]

Tabelle 12: Einteilung von Hypnotika

Substanzen bzw. Substanzgruppen	Handelsnamen (Beispiele)
a) Hypnotika im engeren Sinn	
Benzodiazepine	Remestan®, Halcion®, Noctamid®
Zolpidem	Stilnox®
Zopiclon	Ximovan®
Zaleplon	Sonata®
Chloralhydrat	Chloraldurat®
Antihistaminika	S8®, Gittalun®
b) andere Substanzen, die bei Schlafstörungen zum Einsatz kommen	
Antidepressiva, sedierend	Aponal®, Saroten®, Remergil®
Neuroleptika, niedrig dosiert	Atosil®, Dominal®, Truxal®, Eunerpan®
Clomethiazol	Distraneurin®
L-Tryptophan	Kalma®
Melatonin	
pflanzliche Sedativa	Valdispert®

2.2 Schlaf und Hypnotika-Wirkung

Der natürliche Schlaf (Physiologie des Schlafes)

Um die Pharmakologie und Biochemie der Hypnotika besser verstehen zu können, sollen vorab einige Fakten zur Physiologie des Schlafes erwähnt werden. Noch sind die neuronalen Regulationsmechanismen des Schlaf-Wach-Rhythmus nicht endgültig geklärt. Doch die Forschungen in Schlaflabors haben einige Daten zu der in uns schlummernden „biologischen Uhr" geliefert. So wissen wir heute, dass Schlaf kein passiver Vorgang ist (es gehen also nicht die „Lichter im Gehirn aus", wie man früher meinte), sondern vielmehr einen aktiven Prozess darstellt. Er unterscheidet sich vom Wachzustand durch andere neuronale Wechselwirkungen. Daraus kann man auch schließen, dass ein Schlafmittel, das die Neuronen im ZNS weitgehend unspezifisch dämpft, weiter von der Wunschvorstellung des idealen Schlafmittels entfernt ist als ein Pharmakon, das auf ganz bestimmte Neuronengruppen einwirkt.

Schlafprofil

Es gibt ein typisches Schlafmuster (Schlafprofil), bei dem sich zwei Arten von Schlaf abwechseln: orthodoxer Schlaf (vier Stadien) und paradoxer oder REM(Rapid Eye Movement)-Schlaf. Beim Einschlafen werden nacheinander die vier Stadien des orthodoxen Schlafes durchlaufen, und nach dem Tiefschlaf (Stadium 4) folgen diese Stadien in der so genannten Aufwachphase erneut, aber in umgekehrter Reihenfolge. Dazwischen treten periodisch Traumphasen auf. Diese Phasen dauern ca. 20 Minuten und sind durch schnelle Augenbewegungen (daher REM-Schlafphasen) gekennzeichnet. Die Perioden des orthodoxen Schlafes ziehen sich über ca. 90 Minuten hin. Alles zusammen, also Einschlafphase, Tiefschlaf, REM-Schlaf und Aufwachphase, kann in einer Nacht bis zu fünfmal vorkommen.

Veränderungen des Schlafprofils

Sowohl der orthodoxe als auch der paradoxe Schlaf sind zur Erholung notwendig. Die Traumphasen dienen vermutlich zur Verarbeitung von Empfindungen und Daten. Wir wissen, dass der Mensch auf einen Entzug der REM-Schlaf-/Traumphasen mit Angstzuständen, Konzentrationsschwierigkeiten und Müdigkeit reagiert. Mit zunehmendem Lebensalter ändert sich das Schlafprofil: So verringert sich die Schlaftiefe mit dem Alter, die Anzahl der orthodoxen Schlafphasen nimmt zu und das vorzeitige Erwachen gegen Morgen wird häufiger.

Abbildung 22 zeigt drei Schlafprofile, die im Schlaflabor aufgezeichnet wurden:
a) das typische Schlafprofil eines Gesunden,
b) das Schlafprofil eines Schlafgestörten ohne Medikation sowie
c) das Schlafprofil unter Einnahme eines Schlafmittels (Benzodiazepin-Hypnotikum). Das Schlafmittel bewirkt eine weitgehende Annäherung an das natürliche Schlafprofil, allerdings sind die REM- und Tiefschlaf-Phasen erkennbar vermindert.

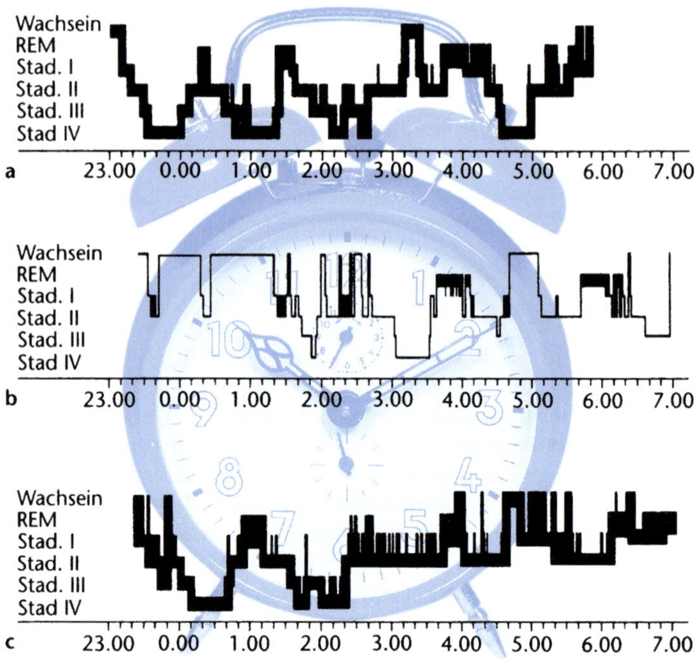

Abbildung 22: Schlafprofil eines Gesunden (a), eines Schlafgestörten ohne (b) und nach Einnahme eines Schlafmittels (Benzodiazepin-Hypnotikum) (c). [Hintergrund: J 660, Grafik: M 100]

Wirkung der Hypnotika

Alle Hypnotika greifen in unterschiedlicher Weise in das Schlafmuster ein und verändern es (siehe Tabelle 13). Dem idealen Schlafmittel mit einer Wirkung auf den Schlafvorgang, die dem natürlichen Muster möglichst nahe kommt, entsprechen die heute verfügbaren Schlafmittel allerdings mehr oder weniger nicht (siehe Abbildung 23).

Tabelle 13: Charakteristika verschiedener Gruppen von Schlafmitteln

Beeinflussung des physiologischen Schlafes	„Ideales" Schlafmittel	Antihistaminika	Chloralhydrat	Benzodiazepine	Zopiclon/ Zolpidem/ Zaleplon
REM-Schlaf	0	++	0	+	0
Tiefschlaf	0	++	++	++	+
Abhängigkeitspotenzial	0	++	+	+	?
Toxizität (Suizidpotenzial)	0	++	++	0	0
Wirkungsverlust	0	++	++	+	+
Wechselwirkungen mit anderen Medikamenten	0	++	+	0/+	0/+

0 = unbedeutend, + = leicht, ++ = mittel, +++ = stark, ? = ungeklärt

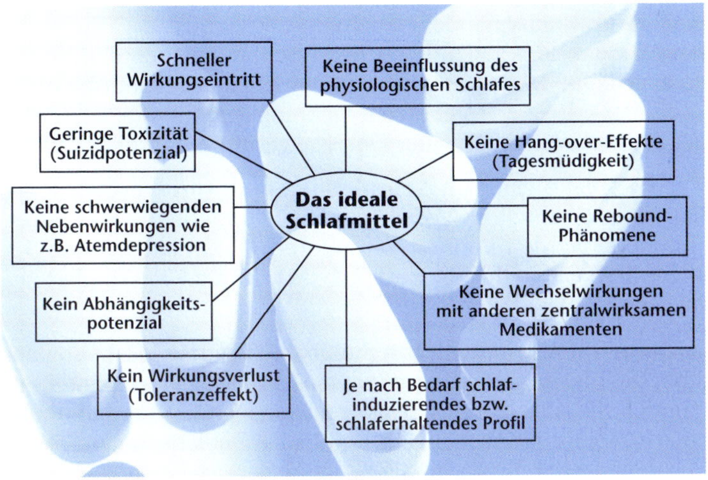
Das ideale Schlafmittel
Schneller Wirkungseintritt
Keine Beeinflussung des physiologischen Schlafes
Geringe Toxizität (Suizidpotenzial)
Keine Hang-over-Effekte (Tagesmüdigkeit)
Keine schwerwiegenden Nebenwirkungen wie z.B. Atemdepression
Keine Rebound-Phänomene
Kein Abhängigkeits-potenzial
Keine Wechselwirkungen mit anderen zentralwirksamen Medikamenten
Kein Wirkungsverlust (Toleranzeffekt)
Je nach Bedarf schlaf-induzierendes bzw. schlaferhaltendes Profil

Abbildung 23: Das ideale Schlafmittel. [Hinterlegung: J 660, Zeichnung: L 157]

Merke

Das „ideale" Schlafmittel gibt es nicht.

Benzodiazepine sind wegen ihrer großen therapeutischen Breite und guten Verträglichkeit (Arzneimittelsicherheit) heute die meistverordneten Schlafmittel. Sie verringern den REM-Schlaf nur geringfügig, führen allerdings zu Veränderungen beim orthodoxen Schlaf. So werden die Phasen 2 und 3 leicht verlängert, Phase 4 (Tiefschlaf) dagegen verkürzt.

Chloralhydrat hat im Schlaflabor günstige Ergebnisse gezeigt. So bleibt der REM-Schlaf unverändert, das Tiefschlafstadium nimmt dagegen etwas zu. Die Wirkung tritt schnell ein und die Elimination erfolgt rasch. Es gibt jedoch ein Zwischenprodukt (Metabolit) mit einer Halbwertszeit von 4–5 Tagen, das zur Kumulation führen kann. Auch die geringe therapeutische Breite des Chloralhydrats ist ein Nachteil.

Bewertung anderer Substanzen

Antihistaminika, die als Schlafmittel verwendet werden (d.h. ihre zentral dämpfende Nebenwirkung wird zur Hauptwirkung), verändern sowohl den REM-Schlaf als auch den orthodoxen Schlaf. Wie bei den stärker wirksamen Hypnotika muss auch hier mit einer Toleranzentwicklung gerechnet werden, aus der die Notwendigkeit einer Dosissteigerung resultieren kann.

Zur Pharmakologie von **Neuroleptika und Antidepressiva,** die nur unter bestimmten Voraussetzungen sinnvoll als Hypnotika eingesetzt werden können, sei auf Teil II, Kapitel 3.3 und 5.3 verwiesen. Clomethiazol wird in Teil II, Kapitel 7 gesondert besprochen.

In Bezug auf die **pflanzlichen Sedativa** ist generell festzustellen, dass sie die Anforderungen an ein „typisches" Hypnotikum, nämlich die Aktivität des „Wachzentrums" in der Formatio reticularis einzuschränken, nicht erfüllen. Keines der pflanzlichen Beruhigungsmittel scheint die Schlafphasen zu beeinflussen; somit ist ihnen allenfalls eine „schlafanstoßende" Wirkung zuzuschreiben.

Die Aminosäuren **L-Tryptophan und 5-Hydroxy-Tryptophan** (Oxitriptan) sind Vorstufen (Präkursoren) des Neurotransmitters Serotonin. Serotonin ist in bestimmten Gebieten des Gehirns, die für den Schlaf-Wach-Mechanismus verantwortlich sind, in besonders hoher Konzentration anzutreffen. Der Einsatz von L-Tryptophan als Schlafmittel stützt sich auf die Vermutung, dass eine Steigerung der Serotoninkonzentration im Gehirn die Schlafmechanismen verbessern könnte. Weil Krankheitserscheinungen wie grippeähnliche Muskel- und Gelenkschmerzen, Fieber- und Hautreaktionen sowie Veränderungen des Blutbildes (sog. Eosinophilie-Myalgie-Syndrom) aufgetreten waren, hatte das Bundesgesundheitsamt für L-Tryptophan-haltige Arzneimittel das Ruhen der Zulassung in Deutschland angeordnet (Verdacht auf Verunreinigungen). Seit Ende 1996 ist L-Tryptophan (in Deutschland unter den Handelsnamen Kalma® und Ardeytropin®) wieder verfügbar.

Zopiclon, Zolpidem und Zaleplon üben keinen signifikanten Einfluss auf den REM-Schlaf aus; die beiden zuerst Genannten verlängern allerdings die orthodoxen Schlafstadien. Zaleplon scheint die Schlafstadien nur geringfügig zu verändern.

2.3 Hypnotika in der Übersicht

Die derzeit in der Bundesrepublik Deutschland im Handel befindlichen Schlafmittel sind – gegliedert nach Substanzklassen – in Tabelle 12 dargestellt; Tabelle 14 gibt Benzodiazepin-Hypnotika (meistverordnete Schlafmittel) und Benzodiazepin-Rezeptoragonisten im Vergleich wieder.

Tabelle 14: Benzodiazepin-Hypnotika und Benzodiazepin-Rezeptoragonisten im Vergleich

Freiname	Handelspräparat (z.B.)	Durchschnittliche Dosis (mg)	Halbwertszeit ($t^1/_2$ in Std.)	aktive Metaboliten
Brotizolam	Lendormin®	0,25	4–8	ja
Diazepam	Valium®	5–15	20–50	ja ($t^1/_2$ 50–100 Std.)
Flunitrazepam	Rohypnol®	0,5–1	15–20	ja
Flurazepam	Dalmadorm®	15–30	1,5–2	ja ($t^1/_2$ 40–100 Std.)
Loprazolam	Sonin®	0,5–2	8–9	ja
Lormetazepam	Noctamid®	0,5–2	10–15	nein
Nitrazepam	Mogadan®	5–10	20–30	nein
Temazepam	Remestan®	10–40	5–13	nein
Triazolam	Halcion®	0,125–0,25	2–4	ja ($t^1/_2$ kurz)
Zaleplon	Sonata®	5–10	1	nein
Zolpidem	Stilnox®	5–20	1–3	nein
Zopiclon	Ximovan®	7,5–15	5	ja

2.4 Praktische Anwendung

Schlafstörungen

Schlafstörungen gehören zu den häufigsten Symptomen, über die Patienten klagen. Sie werden als besonders quälend empfunden. Vermutlich ist der Wunsch, mit Arzneien Schlaf herbeizuführen, so alt wie die Menschheit (siehe Einleitung). In Umfragen geben etwa 13% der Männer und 26% der Frauen Schlafstörungen an; fast 40% der Betroffenen sind älter als 60 Jahre. Die äußerst komplizierten Mechanismen des Phänomens Schlaf konnten erst in den letzten Jahren durch eine technisch aufwändige Schlafforschung teilweise erhellt werden. Durch Untersuchungen im Schlaflabor (Schlafpolygrafie), vor allem mittels Schlaf-EEG, ist es heute möglich, die subjektiven Be-

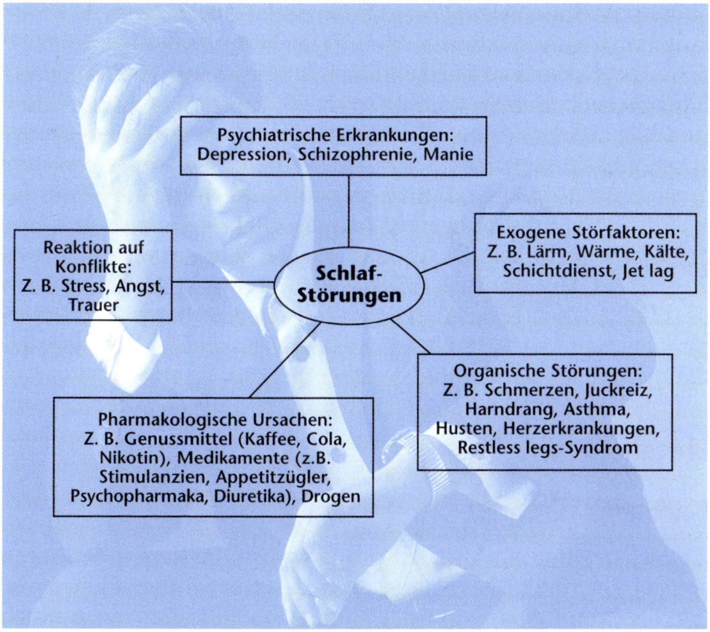

Abbildung 24: Ursachen von Schlafstörungen. [Hintergrund: J 660, Zeichnung: L 157]

schwerden genau zu erfassen und näher zu charakterisieren, sodass eine gezieltere Behandlung eingeleitet werden kann. Die Ursachen von Schlafstörungen sind äußerst vielfältig; sie reichen von situativen Faktoren (Umgebung, Zeitverschiebung) über psychiatrische und neurologische Erkrankungen (Depression, Alkoholismus, Hirndurchblutungsstörungen, Muskelerkrankungen, Schmerzsyndrome) bis zu internistischen Erkrankungen (Herz-Kreislauf-, Atemwegs- und Harnwegserkrankungen). Auch Drogen und bestimmte Medikamente können Schlafstörungen verursachen (siehe Abbildung 24).

Ursachenbezogene Behandlung

Grundsätzlich muss immer ein an den Ursachen orientierter Gesamtbehandlungsplan aufgestellt werden, nachdem die Art der Schlafstörung näher bestimmt wurde (z.B. Ein- oder Durchschlafstörung; Berücksichtigung der Lebensgewohnheiten und Schlafsituation des Patienten). Manchmal ist gar keine Behandlung notwendig, sondern nur eine falsche Vorstellung bezüglich des Schlafbedarfs zu korrigieren oder eine „natürliche Erschöpfung" herbeizuführen (durch Aktivität, Spaziergang, Bad). Beruht die Schlafstörung auf einer körperlichen Grunderkrankung, muss diese zuerst behandelt werden. Bewährt haben sich auch Entspannungsverfahren wie z.B. das autogene Training. Wenn Schlafmittel eingenommen werden, so immer in einer möglichst niedrigen Dosis und möglichst nicht über längere Zeit. Der Glaube an die „Wirkung" eines Medikaments (Placebo-Effekt) spielt gerade bei Schlafmitteln eine besondere Rolle; für kaum ein Hypnotikum ist eine Wirksamkeit bei Langzeiteinnahme (länger als 3 Monate) sicher nachgewiesen.

Einzelne Präparate

Baldrian

Zunächst kann ein Versuch mit einem **pflanzlichen Präparat** gemacht werden. Man sollte aber nur Mittel wählen, die von einer Expertenkommission des Bundesinstituts für Arzneimittel als geeignet eingestuft wurden, und sich auch an die empfohlenen Dosierungsangaben halten. Als Sedativum zur Behebung von Einschlafstörungen ist hier in erster Linie die europäische Baldrianwurzel zu nennen. Hopfen, Melisse und Lavendel können nach den derzeit vorliegenden Daten allenfalls in Kombination mit Baldrian empfohlen werden. Die schlaffördernde Wirkung von Baldrian scheint nicht unmittelbar einzusetzen, sondern sich erst im Rahmen einer mehrwöchigen Therapie zu entwickeln. Wichtig ist eine ausreichend hohe Dosierung mit Präparaten, deren Tagesdosis 2–3 g Droge beinhaltet. Dies entspricht – je nach Art der Herstellung – 450 bis 750 mg Extrakt pro Tag. Die üblichen 10–15 Tropfen Baldriantinktur sind deutlich unterdosiert.

Benzodiazepine

Sie stellen heute immer noch die wichtigste Stoffklasse unter den Schlafmitteln dar. Die Schlafmittel vom Benzodiazepin-Typ unterscheiden sich in Bezug auf ihre Wirkstärke (sehr stark wirksam sind beispielsweise Rohypnol® und Halcion®) und vor allem in Bezug auf ihre Pharmakokinetik. Die Verweildauer im Organismus (typischerweise als Halbwertszeit angegeben) unterscheidet sich bei den einzelnen Präparaten teilweise erheblich (siehe Tabelle 14). Dies ist bedeutsam für die Dauer der Wirkung (Ein- oder Durchschlafstörung, Überhang am nächsten Morgen, Tagesresteffekt) sowie für die Gefahr einer Kumulation des Arzneimittels. Schlafmittel können so zu einer Leistungsminderung am nächsten Tag führen (Nachwirkung), die von den Patienten selbst meist nicht wahrgenommen wird, wohl aber die Verkehrstauglichkeit beeinträchtigen kann.

Merke

Als Grundregeln sind bei der Anwendung von Benzodiazepinen zu beachten: gezielte Indikation, zeitlich begrenzte Einnahme, langsames Absetzen, falls erforderlich schon während der medikamentösen Behandlung andere Behandlungsmaßnahmen einleiten (z.B. autogenes Training).

Benzodiazepin-Rezeptoragonisten (Zopiclon, Zolpidem und Zaleplon)

Als Alternative zu den Benzodiazepinen finden diese drei Substanzen Anwendung bei Schlafstörungen. Es handelt sich um so genannte Benzodiazepin-Rezeptoragonisten, die ähnlich wie Benzodiazepine an Benzodiazepin-Rezeptoren binden. Allerdings unterscheiden sie sich chemisch und im Wirkprofil doch deutlich von den Benzodiazepinen. Alle drei wirken schnell und haben eine kurze Halbwertszeit, Zaleplon mit ca. 1 Stunde die kürzeste. In verschiedenen Untersuchungen konnten sie eine den Benzodiazepinen vergleichbare Wirkung bei Schlafstörungen erzielen, bei Nebenwirkungen scheinen sie im Vergleich zu den Benzodiazepinen günstiger abzuschneiden (z.B. keine Muskelrelaxation, geringere Rest- und Überhangeffekte). Ob die Abhängigkeitsgefahr tatsächlich geringer ist, bedarf noch der Bestätigung durch weitere Untersuchungen und längerer Erfahrung. Wie alle Schlafmittel sollten auch die Benzodiazepin-Rezeptoragonisten nur kurzzeitig (maximal 4 Wochen) kontinuierlich eingenommen werden.

Sonstige

Abkömmlinge von Aldehyden wie **Chloralhydrat** haben heute nur noch geringe Bedeutung. Chloralhydrat liegt als Einschlaf- und Durchschlafmittel (verzögerte Wirkstoff-Freisetzung) vor. Die erforderliche Dosis beträgt 1–1,5 g; bei Patienten mit schweren Nieren-, Leber- oder Herzfunktionsstörungen ist Vorsicht geboten. Als Nebenwirkung kann eine Reizung der Magenschleimhaut auftreten.

Barbiturate waren lange Zeit die am häufigsten verwendeten Schlafmittel. Sie erwiesen sich als wirksame, zuverlässige Präparate. Allerdings besitzen sie nicht unerhebliche Nachteile und Risiken. So sind z.B. schwere Vergiftungen (Selbstmorde) mit ihnen möglich, sie können die Wirkung zahlreicher anderer Medikamente abschwächen (Arzneimittelwechselwirkungen) und schließlich körperliche Abhängigkeit (Sucht) erzeugen.

Aus dem gleichen Grund (Toxizität, Suchtgefahr) ist von der Einnahme von Meprobamat, Bromiden, Piperidindionen und Methaqualon als Hypnotika abzuraten.

Alkohol („Schlummertrunk") kann zwar in vielen Fällen das Einschlafen begünstigen, die Wirkung hält jedoch nicht die ganze Nacht über an (Früherwachen). Häufig kommt es zu unerwünschten Wirkungen (Leberschäden) und Nachwirkungen („Kater") am nächsten Tag.

Antihistaminika gehören zu den meistverwendeten nichtpflanzlichen Hypnotika, da sie ohne Rezept erhältlich sind. Zu beachten sind jedoch anticholinerge Nebenwirkungen, Beeinträchtigung des Reaktionsvermögens und Toleranzbildung mit daraus resultierender Dosissteigerung. Trotz der relativ großen therapeutischen Breite können Vergiftungen (Suizidversuche!) vorkommen.

Clomethiazol wird hauptsächlich gegen Alkoholentzugssymptome eingesetzt. Wegen der großen Gefahr des Missbrauchs und der Abhängigkeit sollte diese Substanz nicht als Hypnotikum verwendet werden. Die einzige Ausnahme stellen Schlafstörungen bei Alterspatienten dar, wenn andere Hypnotika paradoxe Reaktionen hervorrufen (siehe auch Teil I, Kapitel 3.12).

Melatonin, ein Hormon aus der Zirbeldrüse (Epiphyse) und Abbauprodukt von L-Tryptophan, wird vor allem in der Laienpresse als Wundermittel für verschiedene Anwendungsgebiete angepriesen. So soll es u.a. als natürliches Schlafmittel dienen und Symptome, wie sie beispielsweise wegen der Zeitverschiebung nach einem Transkontinentalflug (Jet lag) auftreten, verringern. Die physiologisch wichtigste, heute bekannte Wirkung von Melatonin scheint in der Regulation der Tagesrhythmik zu liegen. Mittlerweile gibt es eine ganze Reihe experimenteller und klinischer Studien am Menschen, die zeigen, dass Melatonin den Schlaf bzw. den gestörten Schlaf beeinflussen kann. Die vorliegenden Befunde sprechen für einen schlafmittelartigen Effekt von Melatonin, vor allem bei niedrigen körpereigenen (endogenen) Melatoninspiegeln. Alle bisherigen klinischen Studien sind allerdings nur an kleinen Gruppen von Versuchspersonen durchgeführt worden. Eine genauere Abschätzung von Nutzen und Risiko dieser Substanz lässt sich erst nach Vorliegen größerer Studien vornehmen. Das in den USA als Nahrungsergänzungsmittel gehandelte Melatonin wird von den deutschen Behörden als Arzneimittel beurteilt und hat bis heute keine Zulassung. Von einer unkritischen Einnahme dieser Substanz ist zum jetzigen Zeitpunkt abzuraten, weil Melatonin deutlich in körpereigene hormonelle Regelkreise eingreift.

Insbesondere schwächere **Neuroleptika** wie Truxal® oder Neurocil® haben einen ausgeprägten sedierenden Effekt, der sich umgekehrt proportional zur antipsychotischen Wirkung verhält. Wegen der im Vergleich zu Benzodiazepinen schwerwiegenderen Nebenwirkungen (vor allem extrapyramidal-motorisch) erfordert die Therapie von Schlafstörungen mit Neuroleptika eine genaue Indikationsstellung. In Frage kommen vor allem Patienten, bei denen Suchtgefahr besteht – wegen der Suchtfreiheit der Neuroleptika –, daneben auch psychomotorische Erregungszustände und Schlafstörungen bei akuter Selbstmordgefährdung.

Schlafstörungen im Rahmen depressiver Erkrankungen können mit **dämpfenden** Antidepressiva (z.B. Saroten®, Aponal®, Stangyl®) mit abendlichem Dosisschwerpunkt oder abendlicher Einmalgabe behandelt werden.

Merke

Schlafmittel sollten in der Regel nur zeitlich befristet (maximal 4 Wochen) ohne Unterbrechung eingesetzt werden. Das Absetzen muss langsam ausschleichend erfolgen.

2.5 Nebenwirkungen und Gegenanzeigen

Grundsätzlich gilt für alle Pharmaka mit beruhigenden und schlaffördernden Eigenschaften, dass sie das Reaktionsvermögen negativ beeinträchtigen können (siehe auch Psychopharmaka und Lebensqualität, Teil I, Kapitel 3.3). Alles dort Gesagte gilt auch für die Substanzen, die als Hypnotika verwendet werden. Eine Langzeiteinnahme von Benzodiazepin-Hypnotika kann zu einer Antriebsverminderung und zu emotionaler Abstumpfung mit Gleichgültigkeit im Sinne einer (leichten) chronischen Vergiftung (Kumulation bei Alterspatienten) führen.

Pflanzliche Sedativa und Hypnotika sind bei kurzfristiger Einnahme praktisch nebenwirkungsfrei. Beachtet werden muss allerdings der Alkoholgehalt bei vielen flüssigen pflanzlichen Arzneimitteln.

Aldehyde (Chloralhydrat)

Nebenwirkungen wie Übelkeit und Erbrechen sind durch die Reizung der Magenschleimhaut bedingt. Bei Verwendung von Kapseln, die sich erst im Dünndarm auflösen, kann dieser Effekt verhindert werden. Der typische unangenehme Mundgeruch beruht auf der Abatmung der Aldehyde über die Lunge.

Gegenanzeigen sind schwere Herz-, Leber- und Nierenerkrankungen. Die therapeutische Breite ist relativ gering.

Antihistaminika

Nebenwirkungen sind u.a. Mundtrockenheit, Miktionsstörungen und Herzklopfen, daneben auch Magen-Darm-Beschwerden und Durchfall. Diphenhydramin hat lichtsensibilisierende Eigenschaften. In höherer Dosierung kann es zu Schwindelgefühl, Sehstörungen und Halluzinationen kommen. Besonders bei alten Menschen können Verwirrtheitszustände und delirante Symptome auftreten.

Gegenanzeigen sind Blasenentleerungsstörungen mit Restharnbildung und Engwinkelglaukom.

Benzodiazepin-Rezeptoragonisten

Zu den Benzodiazepinen selbst siehe oben und Teil II, Kapitel 1.6.

Unter *Zolpidem* wurden als **Nebenwirkungen** Schwindel, Kopfschmerzen, Übelkeit und Amnesie beobachtet. **Gegenanzeigen** sind Myasthenia gravis, Ateminsuffizienz, schwere Leberfunktionsstörungen sowie Vergiftungen mit Neuroleptika und Antidepressiva.

Zopiclon kann **Nebenwirkungen** wie Mundtrockenheit, einen bitteren bis metallischen Geschmack im Mund, Benommenheit und Überhang-(Tagesrest-)Effekte hervorrufen. **Gegenanzeigen** sind Myasthenia gravis, schwere Ateminsuffizienz, schwere Leberfunktionsstörungen und schweres Schlaf-Apnoe-Syndrom.

Zaleplon verursacht **Nebenwirkungen** wie Kopfschmerzen, Schwäche, Durchfall bzw. Übelkeit und Schwindel (**Gegenanzeigen** siehe Zopiclon).

2.6 Einzelpräparate

Die Substanzen in der folgenden Tabelle sind in alphabetischer Reihenfolge aufgeführt.

Tabelle 15: Hypnotika in der Übersicht

1. Aldehyde	
Chloralhydrat	Chloraldurat® (A, CH, D)
Darreichungsformen:	Kps. 500 mg „blau" (dünndarmlösl. Kps.) 250 mg „rot" (Kps.) 250 mg Rectiole 600 mg
Dosierung:	0,25–2 g (für Erwachsene)
2. Antidepressiva (siehe Kapitel 3.6)	
3. Antihistaminika	
Diphenhydramin	Dolestan® (D), Halbmond® (D), nervo OPT N® (D), S8® (D), Sediat® (D), Dormutil® N, Lupovalin® (D) u.a.
Dosierung:	50–100 mg
Doxylamin	Gittalun® (D), Hoggar N® (D), Mereprine® (CH, D), Sedaplus® (D)
Dosierung:	25–50 mg
4. Benzodiazepin-Hypnotika	
Brotizolam	Lendormin® (CH, D)
Darreichungsformen:	Tbl. 0,25 mg
Dosierung:	0,125–0,25 mg

Tabelle 15: Fortsetzung

4. Benzodiazepin-Hypnotika	
Diazepam	Valium® (A, CH, D), Valiquid® (D), Faustan® (D), Lamra® (D), Stesolid® (A, CH, D), Tranquase® (D), Diazemuls® (D), Neurolytril® (D), Valocordin® (D)
Darreichungsformen:	Amp. 10 mg Supp. 5/10 mg Tr. 30 = 1 ml = 10 mg Tbl. 2/5/10 mg Rektaltuben 5/10 mg
Dosierung:	5–20 mg
Flunitrazepam	Rohypnol® (CH, D) u.a.
Darreichungsformen:	Amp. 2 mg (BTM!) Tbl. 1 mg
Dosierung:	0,5–1 mg
Flurazepam	Dalmadorm® (CH, D), Staurodorm Neu® (A), Beconerv Neu® (D)
Darreichungsformen:	Kps. 15/30 mg Tbl. 30 mg bzw. 27, 42 mg
Dosierung:	15–30 mg
Loprazolam	Sonin® (D)
Darreichungsformen:	Tbl. 1 mg
Dosierung:	0,5–2 mg
Lormetazepam	Noctamid® (A, CH, D), Ergocalm® (D), Loretam® (D)
Darreichungsformen:	Tbl. bzw. Kps. 0,5/1 mg, Tabs 2 mg Amp. 1 ml/0,2 mg
Dosierung:	0,5–2 mg
Nitrazepam	Mogadan® (D), Eatan® (D), Imeson® (CH, D), Dormo-Puren® (D), Novanox® (D), Radedorm® (D), Dormalon® (D)
Darreichungsformen:	Tbl. 5 mg (Mogadan®, Imeson®, Dormo-Puren®, Novanox®) Tbl. 10 mg (Eatan® N, Novanox®)
Dosierung:	5–10 mg

Tabelle 15: Fortsetzung

4. Benzodiazepin-Hypnotika	
Oxazepam	Adumbran® (A, D), Praxiten® forte (A, D), Sigacalm® forte (D), durazepam forte® (D)
Darreichungsformen:	Tbl. 50 mg (als Tranquilizer auch in niedrigerer Dosierung verfügbar)
Dosierung:	25–75 mg
Temazepam	Planum® (CH, D), Remestan® (D), temazep® (D), Neodorm SP® (D), Norkotral Tema® (D), Pronervon® (D)
Darreichungsformen:	Kps. 10/20 mg
Dosierung:	10–40 mg
Triazolam	Halcion® (A, CH, D)
Darreichungsformen:	Tbl. 0,125/0,25 mg
Dosierung:	0,125–0,25 mg
5. Clomethiazol (Distraneurin®) siehe Kapitel 7	
6. Neuroleptika siehe Kapitel 5	
7. Pflanzliche Sedativa siehe Kapitel 9	
8. Zaleplon	Sonata®
Darreichungsformen:	Tbl. 5/10 mg
Dosierung:	5–10 mg
9. Zolpidem	Bikalm® (D), Stilnox® (CH, D) u.a.
Darreichungsformen:	Tbl. 10 mg
Dosierung:	5–20 mg
10. Zopiclon	Ximovan® (D) u.a.
Darreichungsformen:	Tbl. 7,5 mg
Dosierung:	7,5–15 mg

3 Antidepressiva

3.1 Definition und Einteilung

Definition

Antidepressiva sind – wie der Name schon sagt – Medikamente zur Behandlung von Depressionen. 45 Jahre nach ihrer Entdeckung nehmen Antidepressiva heute eine zentrale Stellung in der Behandlung depressiver Erkrankungen ein. Allen Antidepressiva gemeinsam ist die stimmungsaufhellende und antriebsnormalisierende Wirkung, mit der auch ein Abklingen der kör-

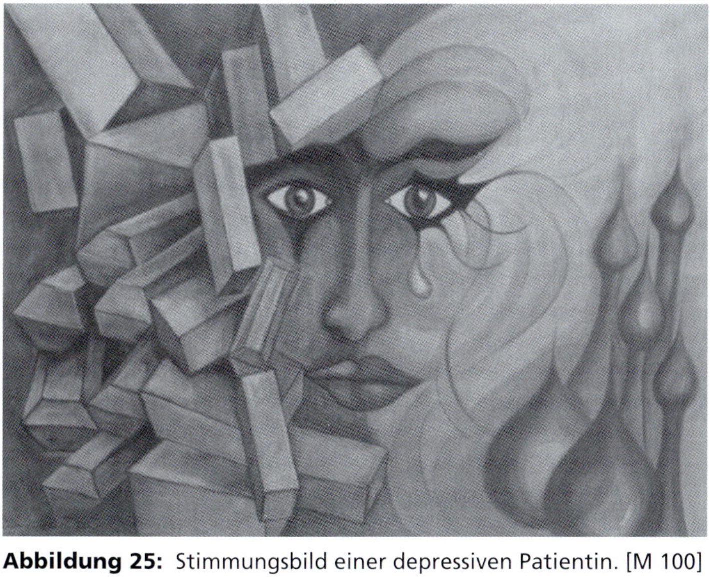

Abbildung 25: Stimmungsbild einer depressiven Patientin. [M 100]

perlichen Beschwerden bei einer Depression einhergeht. Antidepressiva haben beim Gesunden keinen eindeutigen Einfluss auf die Stimmung.

Depressionen gehören heute zu den häufigsten seelischen Krankheiten; man schätzt, dass etwa 10% der Patienten eines Allgemeinarztes bzw. Internisten und ca. 20% der Klinikpatienten (aus Chirurgie, Gynäkologie, Orthopädie und inneren Abteilungen) an behandlungsbedürftigen depressiven Zustandsbildern leiden.

Einteilung

In der medikamentösen Behandlung von Depressionen werden verschiedene Klassen von Antidepressiva angewandt. Es gibt

- die älteren (konventionellen, „klassischen"), nicht-selektiven (trizyklischen) Antidepressiva

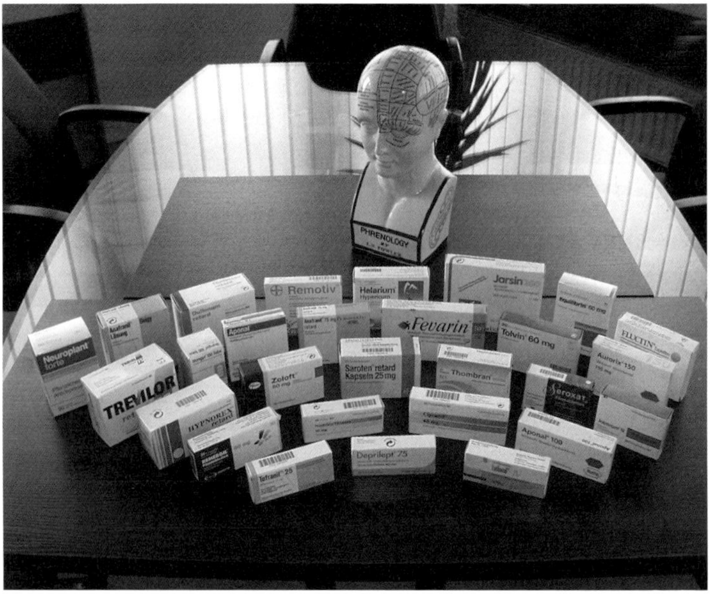

Abbildung 26: Handelsübliche Antidepressiva. [M 100]

- die neueren (selektiven) Antidepressiva
  - Serotonin-selektive (Serotonin-Wiederaufnahmehemmer, SSRI)
  - Noradrenalin-selektive
  - Serotonin-Noradrenalin-selektive (SNRI, „duale Antidepressiva“)
- Monoaminoxidasehemmer (MAO-Hemmer)
- Serotonin-Vorstufen (L-Tryptophan)
- als pflanzliches Antidepressivum: Johanniskraut

Zur Prophylaxe von Depressionen werden Lithium-Salze angewandt (siehe Teil II, Kapitel 4.1) neuerdings auch Carbamazepin und Valproat.

Derzeit sind mehr als 25 Antidepressiva sowie ein Kombinationspräparat (Antidepressivum + Tranquilizer) im Handel. Es wurden verschiedene Vorschläge gemacht, die Vielzahl der Antidepressiva einzuteilen. Für praktische Zwecke genügt es, die Antidepressiva nach ihrer antriebssteigernd-aktivierenden oder eher sedierend-dämpfenden angstlösenden Wirkung einzuteilen (siehe Tabelle 16).

Tabelle 16: Klinisch-praktische Einteilung der Antidepressiva

Nicht sedierend (aktivierend)	Sedierend (dämpfend)
MAO-Hemmer	*Tri-/tetrazyklische Antidepressiva*
Tranylcypromin (Jatrosom®N)	Maprotilin (Ludiomil® u.a.)
Moclobemid (Aurorix®)	Mianserin (Tolvin® u.a.)
Trizyklische Antidepressiva	Amitriptylin (Saroten® u.a.)
Desipramin (Pertofran® u.a.)	Amitriptylinoxid (Equilibrin® u.a.)
Nortriptylin (Nortrilen®)	Doxepin (Aponal® u.a.)
Clomipramin (Anafranil® u.a.)	Trimipramin (Stangyl® u.a.)
Dibenzepin (Noveril®)	Trazodon (Thombran®)
Imipramin (Tofranil® u.a.)	
Lofepramin (Gamonil®)	

Tabelle 16: Fortsetzung

Nicht sedierend (aktivierend)	Sedierend (dämpfend)
Selektive Antidepressiva	*Selektive Antidepressiva*
Citalopram (Cipramil®, Sepram®)	Mirtazapin (Remergil®)
Escitalopram (Cipralex®)	Nefazodon (Nefadar®)
Fluoxetin (Fluctin® u.a.)	
Fluvoxamin (Fevarin®)	
Paroxetin (Seroxat®, Tagonis®)	
Reboxetin (Edronax®)	
Sertralin (Gladem®, Zoloft®)	
Sulpirid (Dogmatil® u.a.)	
Venlafaxin (Trevilor®)	
Viloxazin (Vivalan®)	

Am meisten verordnet werden in Deutschland Johanniskrautpräparate und nach wie vor die „klassischen" (älteren) trizyklischen Antidepressiva, von denen viele Generika (Niedrigpreis-Nachahmerpräparate) existieren. Neuere Antidepressiva wie die Serotonin- und/oder Noradrenalin-selektiven Substanzen werden hierzulande noch relativ selten verordnet, was wahrscheinlich am höheren Preis verglichen mit anderen Ländern liegt, denn sie sind deutlich besser verträglich und sicherer (siehe unten).

3.2 Erklärung der Wirkung

Biochemische Veränderungen im Gehirnstoffwechsel

In den letzten Jahren gelang es, den Wirkmechanismus der antidepressiven Medikamente mit aufwändigen Methoden immer gründlicher zu erforschen. Diese Ergebnisse waren auch für die Erklärungsmodelle, wie depressive Erkrankungen entstehen könnten, von herausragender Bedeutung. So stellte sich heraus, dass bei Depressionen biochemische Veränderungen im Gehirnstoffwechsel vorliegen.

Angriffspunkte der Antidepressiva sind:

- Hemmung der Wiederaufnahme von Noradrenalin bzw. Serotonin
- Hemmung des Abbaus von Noradrenalin und Serotonin
- Blockade von Serotonin-Rezeptoren

Bei Depressionen besteht ein **Mangel an den Neurotransmittern Noradrenalin bzw. Serotonin,** der durch Antidepressiva-Behandlung ausgeglichen wird. Die älteren trizyklischen Antidepressiva beeinflussen auch andere Neurotransmitter bzw. Rezeptoren, wodurch eine Reihe unerwünschter Wirkungen (Nebenwirkungen) hervorgerufen wird.

MAO-Hemmer erhöhen die Konzentration von Noradrenalin und Serotonin, indem sie das abbauende Enzym Monoaminoxidase (MAO-A) hemmen.

Neuere Untersuchungen zum Wirkmechanismus der Antidepressiva haben darauf hingewiesen, dass **Rezeptorveränderungen** eine wichtige Rolle spielen. Das könnte den verzögerten Eintritt der antidepressiven Wirkung dieser Medikamente erklären.

Antidepressiva ohne direkte Neurotransmittereffekte sind in Entwicklung.

Derzeit wird die enge Beziehung zwischen depressiven Erkrankungen und verschiedenen Hormonen wie Cortisol, Schilddrüsenhormonen und Wachstumshormon untersucht. Eventuell ergeben sich hieraus neue Behandlungsansätze.

Wirkung und Dosierung

Die Verweildauer im Organismus ist von Präparat zu Präparat unterschiedlich, was für die Dosierung (z.B. Einmalgabe pro Tag) von Bedeutung ist. Bei den älteren trizyklischen Antidepressiva liegt die Dosis üblicherweise zwischen 50 und 150 mg am Tag, die für die Wirkung erforderliche Dosis kann also individuell sehr verschieden sein. Zur Kontrolle des Therapieerfolgs kann deshalb die Bestimmung des Plasmaspiegels sinnvoll sein. Bei den neueren, selektiven Antidepressiva sind die Dosierungsbereiche in der Regel enger, sie bewegen sich z.B. für das Serotonin-selektive Antidepressivum Citalopram zwischen 20 und 40 mg, für Mirtazapin zwischen 15 und 45 mg täglich.

Bei manchen Patienten kann die Resorption der Tabletten vermindert sein, sodass sie nicht bzw. nur ungenügend auf die antidepressiven Medikamente ansprechen. In diesen Fällen kann eine Infusionsbehandlung mit Antidepressiva zum gewünschten Behandlungserfolg führen.

3.3 Antidepressiva-Gruppen in der Übersicht

Die in Deutschland derzeit im Handel erhältlichen Antidepressiva-Gruppen sind in Tabelle 17 aufgelistet.

Tabelle 17: In Deutschland im Handel befindliche Antidepressiva

1. Ältere trizyklische u. tetrazyklische Antidepressiva
Amitriptylin (Saroten® u.a.) Amitriptylinoxid (Equilibrin® u.a.) Clomipramin (Anafranil® u.a.) Desipramin (Pertofran® u.a.) Dibenzepin (Noveril®) Doxepin (Aponal® u.a.) Imipramin (Tofranil® u.a.) Lofepramin (Gamonil®) Nortriptylin (Nortrilen®) Trimipramin (Stangyl® u.a.) Maprotilin (Ludiomil® u.a.) Mianserin (Tolvin® u.a.)
2. Selektive Antidepressiva
Serotonin-selektive Antidepressiva Citalopram (Cipramil®, Sepram®) Escitalopram (Cipralex®) Fluoxetin (Fluctin® u.a.) Fluvoxamin (Fevarin® u.a.) Nefazodon (Nefadar®)

Tabelle 17: Fortsetzung

2. Selektive Antidepressiva
Paroxetin (Seroxat®, Tagonis® u.a.) Sertralin (Gladem®, Zoloft®)
Serotonin-Noradrenalin-selektive Antidepressiva Mirtazapin (Remergil®) Venlafaxin (Trevilor®)
Noradrenalin-selektive Antidepressiva Reboxetin (Edronax®)
Sonstige Antidepressiva Sulpirid (Dogmatil® u.a.) Trazodon (Thombran®) Viloxazin (Vivalan®)
3. MAO-Hemmer
Moclobemid (Aurorix® u.a.) Tranylcypromin (Jatrosom® N)
4. pflanzliches Antidepressivum
Johanniskraut (Helarium® u.a.)
5. Kombinationspräparat
Antidepressivum + Benzodiazepin-Tranquilizer: Limbatril®

3.4 Grundzüge der Behandlung

Die medikamentöse Therapie ist heute die wichtigste Behandlungsform bei depressiven Erkrankungen. Depressionen haben viel von ihrem Schrecken verloren – vorausgesetzt, sie werden rechtzeitig erkannt und dann adäquat und konsequent behandelt. Es gibt bei depressiven Erkrankungen sowohl Unterschiede hinsichtlich ihrer Entstehung und Ursache (hirnorganisch bedingt, z.B. im Rahmen der Parkinson-Krankheit oder infolge von

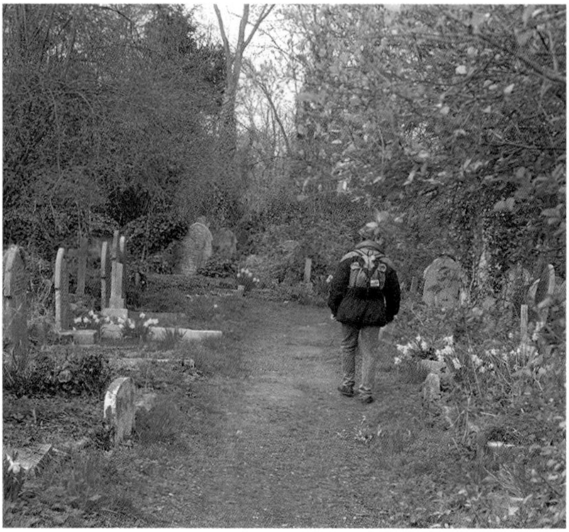

Abbildung 27: Depressionen werden oft durch seelische Krisensituationen wie Trennungen oder den Tod einer nahe stehenden Person ausgelöst. [O 148]

Durchblutungsstörungen des Gehirns; Reaktion auf belastende Lebensereignisse) als auch hinsichtlich ihres Verlaufs (Krankheitsdauer, Wechsel mit manischen Phasen) und Schweregrads. Diese Unterschiede sind auch für die Behandlung relevant.

An Schweregrad und Verlauf angepasste Behandlung

Heute steht bei der Behandlung die Einteilung der Depressionen nach Schweregrad und Verlaufskriterien im Vordergrund. So zeigte sich beispielsweise, dass leichtgradige Depressionen erfolgreich durch eine Psychotherapie (kognitive Verhaltenstherapie) oder pflanzliche Psychopharmaka (Johanniskraut) behandelt werden können.

Gelegentlich depressiv-niedergeschlagen oder traurig zu sein muss als normale Stimmungsschwankung im Rahmen des gesunden Seelenlebens angesehen werden. Eine derartige Depressivität ist meist situationsbedingt und vorübergehend. Sie gehört zu den „Höhen und Tiefen" des menschlichen Lebens (mit der Chance, sich durch Krisen weiterzuentwickeln) und bedarf keiner medikamentösen Behandlung. Erst wenn Traurigkeit und niedergeschlagene Stimmung in Intensität und/oder Dauer die Bandbreite der Norm verlassen und sich Depressionssymptome mit Krankheitswert entwickeln, liegt eine behandlungsbedürftige Depression vor. Diese Grenze ist nicht immer sicher auszumachen.

Merke

Antidepressiva sollten nur bei krankhaften Depressionen eingesetzt werden.
Die Behandlung eines depressiven Patienten darf nie auf die alleinige Verordnung von Medikamenten reduziert werden.

Vielen Depressionen – insbesondere der so genannten Altersdepression – liegen mehrere Entstehungsbedingungen zugrunde, deshalb umfasst die Behandlung grundsätzlich verschiedene Methoden (stützende Gespräche, Psychotherapie, Medikamente).

Antidepressive Medikamente spielen eine entscheidende Rolle in der Behandlung stärker ausgeprägter Depressionen mit „Vitalsymptomen" (körperliche Beschwerden). Bei mittelschweren bis schweren Depressionen („Melancholie", „endogene" Depression) ist anzunehmen, dass eine Gehirnstoffwechselstörung die Ursache ist. Daher sind bei diesen Kranken die Medikamente fast als Behandlung der Ursache (kausale Therapie) anzusehen und deshalb die wichtigste therapeutische Maßnahme überhaupt. Insgesamt können ca. 70–80% der an Depression Erkrankten erfolgreich mit antidepressiven Medikamenten behandelt werden.

Unzureichende Therapie depressiver Erkrankungen

Leider muss festgestellt werden, dass die medikamentösen Behandlungsmöglichkeiten oft völlig unzureichend genutzt werden. Nach neueren Untersuchungen werden nur ca. 10–20% der depressiv Kranken nach den Regeln der Kunst behandelt, die anderen erhalten entweder gar keine Antidepressiva oder nur Antidepressiva in zu niedriger Dosis oder für zu kurze Zeit.

Sonstige Voraussetzungen der Therapie

Jedes depressive Syndrom kann mit Antidepressiva behandelt werden. Je schwerer das depressive Syndrom ist, desto mehr rückt die medikamentöse Behandlung mit einem Antidepressivum an die erste Stelle.

Vor Beginn der medikamentösen Behandlung muss der Patient über das Ziel und den zeitlichen Ablauf der Therapie informiert werden. Zu klären ist, ob möglicherweise eine Gegenanzeige für Antidepressiva vorliegt (siehe Abschnitt Nebenwirkungen und Gegenanzeigen).

Entscheidend für die ambulante oder stationäre Durchführung der Behandlung ist u.a. die Frage der Selbstmordgefährdung des Patienten.

Welches Antidepressivum am zweckmäßigsten eingesetzt wird, hängt von verschiedenen Faktoren ab. In Tabelle 18 sind einige Kriterien für die Auswahl eines Antidepressivums zusammengefasst.

Tabelle 18: Kriterien zur Auswahl eines Antidepressivums

früheres Ansprechen auf das betreffende Medikament
Akzeptanz durch den Patienten/Präferenz pflanzlicher Medikamente
Nebenwirkungen/Risikofaktoren des Patienten
aktuelles klinisches Bild (Schlafstörung, Unruhe, Zwangssymptomatik etc.)
Schweregrad der Erkrankung
Präparate-Kosten

Praktisches Vorgehen

In der Regel sollte nur ein Antidepressivum verordnet werden, in seltenen Fällen können auch zwei Medikamente (morgens ein aktivierendes, abends ein dämpfendes) gleichzeitig eingesetzt werden.

Bei leichteren Depressionsformen kann zunächst ein Behandlungsversuch mit Johanniskraut erfolgen. Liegen körperliche Risikofaktoren (z.B. Bluthochdruck, Ulkus, Glaukom, Blutgerinnungsstörung, Prostatahypertrophie) vor, sollte ein Antidepressivum mit passendem Nebenwirkungsprofil gewählt werden. Neben Gegenanzeigen (siehe unten) müssen auch mögliche Arzneimittelwechselwirkungen bzw. -unverträglichkeiten beachtet werden.

Die Dosierung sollte vor allem bei den trizyklischen Antidepressiva einschleichend erfolgen, bei älteren Patienten reichen oft niedrigere Dosen. Bei Johanniskraut-Präparaten ist eine Mindestdosis von 900 mg Extrakt täglich erforderlich.

Merke

Die Behandlung mit dem gewählten Antidepressivum muss mindestens 3 Wochen dauern (nach 14 Tagen kann die Dosis nochmals gesteigert werden); mit einem Einsetzen des antidepressiven Effekts ist erst nach ca. 1–3 Wochen zu rechnen (Wirkungslatenz).

Wirkungslatenz berücksichtigen

Im Gegensatz zu Beruhigungsmitteln (Tranquilizern) wirken Antidepressiva nicht sofort. Diese Wirkungslatenz aller bis heute bekannten Antidepressiva ist immer wieder mit Problemen verbunden. Sind die Patienten hierüber nicht ausreichend informiert, kann ein Abbruch der Behandlung die Folge sein (fehlende Einnahmezuverlässigkeit, mangelnde Compliance).

Bereits in den ersten Tagen ist aber ein positiver Trend zu erwarten, d.h. dass sich einzelne Symptome wie gestörter Schlaf und innere Unruhe bessern. Dies ist ein gutes Zeichen für den Gesamterfolg. Können Arzt, Patient und/oder Angehörige in den ersten 10–14 Tagen keinerlei Besserung beobachten, so ist eine Änderung der Therapie notwendig. Dabei ist allerdings zu beachten, dass die Selbstwahrnehmung des Betroffenen deutlich hinter der objektiv sichtbaren Besserung herhinken kann, was sich mit der depressionsbedingten Denkverzerrung des Patienten erklären lässt.

Therapieänderung

Um die Therapie zu optimieren, kann die Dosis unter Beachtung von Nebenwirkungen individuell angepasst oder gesteigert werden (eventuell unterstützt durch Plasmaspiegelkontrollen). Bleibt eine Besserung trotz Dosisanpassung aus, kann ein zweiter medikamentöser Behandlungsversuch mit einem Präparat aus einer anderen Antidepressiva-Gruppe unternommen werden. Parallel zu diesem „Umsetzen", also Wechsel des Präparats, sollte geprüft werden, ob die Angehörigen stärker in die Therapie einzubeziehen sind bzw. ob wegen familiärer oder beruflicher Konflikte parallel zur Medikation eine psychotherapeutische Behandlung (z.B. in Form einer kognitiven Verhaltenstherapie) in die Wege geleitet werden sollte.

Werden antriebssteigernde Antidepressiva verordnet, so ist zu beachten, dass vor der stimmungsaufhellenden zuerst eine hemmungslösende Wirkung eintritt. Deshalb sollte in diesen Fällen für etwa zwei Wochen zusätzlich ein Tranquilizer verordnet werden.

Im Akutstadium einer Depression ist grundsätzlich eine engmaschige ärztliche Betreuung notwendig. Das erste Anzeichen einer Besserung ist in der Regel die Normalisierung des Schlafes; anschließend bessern sich auch eventuell vorhandene körperliche Beschwerden. Bis zur vollen Rückbildung vergeht insbesondere bei schweren Depressionen eine längere Zeit; nur selten verläuft eine Heilung ohne Auf und Ab bei den Beschwerden. Depressionen erfordern von allen an der Behandlung Beteiligten ein hohes Maß an Geduld.

Dauer und Erfolg der Therapie

Etwa 70% der Patienten sprechen auf eine Behandlung mit Antidepressiva an, sodass von einer guten Behandlungsprognose mit einer hohen Erfolgsrate gesprochen werden kann.

Hat man mit einer zunächst über den Tag verteilten Einnahme die wirksame Dosierung erreicht, kann bei vielen Präparaten stattdessen eine (morgendliche oder abendliche) Einmaldosis gewählt werden (ist patientenfreundlich, erhöht die Einnahmezuverlässigkeit).

Die Dauer der Behandlung mit Antidepressiva muss individuell festgelegt werden. Es empfiehlt sich, nach Abklingen der Beschwerden und wieder erreichter Belastbarkeit die medikamentöse Therapie noch über 6–12 Monate mit der erreichten Dosierung („Erhaltungsdosis") weiterzuführen, um einen Rückfall zu verhindern (in diesem Zeitraum besteht ein hohes Rezidivrisiko).

Bei Patienten mit zwei und mehr depressiven Phasen innerhalb von 3–4 Jahren sollte zur Rezidivprophylaxe eine Langzeitbehandlung (ca. 5 Jahre) mit einem Antidepressivum oder mit Lithium durchgeführt werden.

Bei völliger Stabilität kann nach ca. 5 Jahren ein Absetzversuch gewagt werden, die Dosisreduktion erfolgt hierbei in kleinen Schritten über Monate.

Begleitmedikation

Wenn trotz der Einnahme sedierend-dämpfend wirkender Antidepressiva Schlafstörungen bestehen, können zusätzlich Benzodiazepin-Tranquilizer oder schwache Neuroleptika eingesetzt werden (siehe entsprechende Kapitel). Auch bei ausgeprägter Angst oder Unruhe kann die zusätzliche Gabe eines Benzodiazepin-Tranquilizers oder eines schwachen, sedierend wirkenden Neuroleptikums angezeigt sein. Die genannten Präparate können auch verordnet werden, um die Zeit bis zum Einsetzen der Antidepressiva-Wirkung (Wirkungslatenz) zu überbrücken. Sobald sich die antidepressive Wirkung (2–3 Wochen) eingestellt hat, empfiehlt es sich in den meisten Fällen, die Behandlung allein mit dem Antidepressivum fortzuführen.

Therapieresistenz

Bleiben Depressionen trotz Behandlung mit zwei richtig gewählten und richtig dosierten Antidepressiva, die nacheinander über jeweils 3 Wochen eingenommen wurden, unverändert bestehen, sollte die Diagnose durch einen Nervenarzt überprüft werden; zumeist ist dann eine Behandlung in einer Klinik notwendig (z.B. mit Infusionen oder anderen therapeutischen Methoden).

3.5 Nebenwirkungen und Gegenanzeigen

Nebenwirkungen

Etwa ein Viertel der mit Antidepressiva behandelten Patienten klagt über unerwünschte Arzneimittelwirkungen. Hierbei ist zu berücksichtigen, dass die Beschwerden sowohl durch die Krankheit als auch durch das Arzneimittel bedingt sein können und dass der Patient nicht immer zwischen unerwünschten Arzneimittelwirkungen und Krankheitssymptomen unterscheiden kann.

Mögliche Antidepressiva-Nebenwirkungen sind in den Tabellen 19a und b zusammengefasst.

Im Vordergrund stehen bei den älteren („klassischen") trizyklischen Antidepressiva so genannte vegetativ-anticholinerge Symptome als Nebenwirkungen. Sie äußern sich in Mundtrockenheit, Herzklopfen, Schwindelgefühl, Sehbeschwerden beim Lesen, Schwitzen. Sie werden teilweise subjektiv als sehr lästig empfunden, sind aber harmlos. In seltenen Fällen – bei (älteren) Risikopatienten, unter höherer Dosierung – können diese Antidepressiva eine Harnsperre, einen Darmverschluss oder einen Glaukom-Anfall hervorrufen (z.B. Patienten mit Glaukom und Prostataleiden). Je nach Präparat können Müdigkeit oder leichte Unruhe auftreten.

Bei den neueren, selektiven Antidepressiva stehen Nebenwirkungen wie z.B. Magen-Darm-Beschwerden mit Übelkeit (typisch für

Tabelle 19a: Typische Nebenwirkungen von älteren, nicht-selektiven (trizyklischen) Antidepressiva

Mundtrockenheit, Schwitzen, Verstopfung, Verschwommensehen (vorübergehend)
Zittern
Herzklopfen/erhöhter Puls, Blutdrucksenkung, Schwindel
Müdigkeit oder Unruhe
Gewichtszunahme (bei Langzeiteinnahme)

Tabelle 19b: Typische Nebenwirkungen von neueren, selektiven Antidepressiva

Substanz	Typischen Nebenwirkungen
Serotonin-selektive Antidepressiva (SSRI), z.B. Citalopram, Fluvoxamin, Fluoxetin, Paroxetin, Sertralin	Übelkeit, Unruhe, sexuelle Störungen wie z.B. Ejakulationsstörungen
Mirtazapin	Müdigkeit, Appetitsteigerung
Moclobemid	Unruhe, Schlafstörungen
Nefazodon	Sedierung, Schwindel
Reboxetin	Unruhe, Harnverhalt
Trazodon	sexuelle Stimulation, Müdigkeit
Venlafaxin	Übelkeit, Nervosität, Blutdruckanstieg
Viloxazin	Übelkeit, Unruhe

Serotonin-selektive Antidepressiva) im Vordergrund, bei manchen Präparaten auch leichte Unruhe und Schlafstörungen.

Nebenwirkungen treten überwiegend in den ersten Behandlungstagen auf (deshalb auch einschleichende Dosierung) und klingen im Laufe der Therapie ab. Wenn die Nebenwirkungen erheblich sind, stellt sich die Frage, ob überhaupt eine Behandlung mit einem Antidepressivum angezeigt ist. Bei mittelschweren bis schweren, Depressionen gibt es selbst bei sehr hohen Dosen selten Verträglichkeitsprobleme.

Zu Beginn einer Behandlung mit Antidepressiva sollte man kein Kraftfahrzeug führen. Das Reaktionsvermögen kann auch bei bestimmungsgemäßem Gebrauch – vor allem im Zusammenwirken mit Alkohol – beeinträchtigt sein. Dies gilt insbesondere für die älteren, trizyklischen Antidepressiva und solche mit dämpfender Wirkung. Die neueren Antidepressiva zeichnen sich dadurch aus, dass sie psychomotorische Funktionen in der Regel nicht beeinträchtigen. Sie weisen außerdem eine deutlich geringere Toxizität auf und sind damit sicherer in Bezug auf Überdosierung/Suizidalität.

Werden gleichzeitig andere Medikamente (z.B. Omeprazol, Carbamazepin) eingenommen, kann die Wirkung der Antidepressiva abgeschwächt sein.

Bei Einnahme des MAO-Hemmers Tranylcypromin (Jatrosom® N) ist die Einhaltung einer Diät erforderlich. Diesen Nachteil weisen die neuen MAO-A-Hemmer wie Moclobemid (Aurorix®) nicht mehr auf.

Zur **Behandlung der Nebenwirkungen** haben sich folgende Präparate bewährt:

- Bei (leicht) gesenktem Blutdruck kann DHE (Dihydergot® u.a.) verordnet werden, der gelegentliche und für manche Patienten lästige Händetremor lässt sich durch die Gabe eines niedrig dosierten Betablockers (z.B. Dociton®, Trasicor®) oft günstig beeinflussen. Gegen die oftmals lästige Mundtrockenheit helfen einfache Maßnahmen wie Bonbons zu lutschen oder Kaugummi zu kauen, eventuell auch künstlicher Speichel (Glandosane®).
- Grundsätzlich nehmen Häufigkeit und Stärke der Nebenwirkungen mit der Höhe der Dosierung zu. Nur durch sehr hohe Dosen kann es bei Risikopatienten zu so schwerwiegenden Nebenwirkungen wie Verwirrtheitszuständen, Delirien und zerebralen Krampfanfällen kommen.

Gegenanzeigen

Antidepressiva dürfen bei akuten Alkohol- und Medikamentenvergiftungen, Delirien und akutem Harnverhalt nicht angewendet werden.

Trizyklische Antidepressiva sind außerdem bei einem unbehandelten Engwinkelglaukom, Darmverschluss, Prostatavergrößerung, Erregungsleitungsstörungen des Herzens und nach einem frischen Herzinfarkt kontraindiziert.

Selektive Serotonin-Wiederaufnahmehemmer dürfen nicht zusammen mit MAO-Hemmern, L-Tryptophan und Triptanen (Migränemittel) verordnet werden.

Soll die Therapie von MAO-Hemmern auf Serotonin-selektive Antidepressiva umgestellt werden und umgekehrt, sind gewisse Sicherheitsabstände einzuhalten.

3.6 Einzelpräparate

In Tabelle 20 sind die Substanznamen einzelner Antidepressiva in alphabetischer Reihenfolge aufgelistet.

Tabelle 20: Antidepressiva

Wirkstoff	Handelsname, Darreichungsform, Dosierung
Amitriptylin	Saroten® (A, CH, D), Novoprotect® (D), Amineurin® (D) u.a.; Kombinationspräparat: Limbatril® (D)
Darreichungsformen:	Drg. bzw. Tbl. 10/25/50/100 mg Tr. 1 ml = 20 Tr. = 40 mg Retard-Kapseln: 25/50/75 mg Amp. 50 mg/2 ml
Dosierung:	50–150 mg (bis 225 mg stationär) 25–50 mg i.m., Infusionsbehandlung möglich abendliche Hauptdosis (Retard-Kapseln)
Amitriptylinoxid	Equilibrin® (D), Amioxid® (D)
Darreichungsformen:	Tbl. 30/60/90 mg ; Tabs 90/120 mg
Dosierung:	60–150 mg (bis 300 mg stationär) in 2 Einzelgaben mit abendlichem Schwerpunkt
Citalopram	Cipramil® (D), Sepram® (D)
Darreichungsformen	Tbl. 20/40 mg Amp. 20 mg/0,5 ml
Dosierung:	20–60 mg
Clomipramin	Anafranil® (A, CH, D), Hydiphen® (D) u.a.
Darreichungsformen:	Drg. 10/25 mg, Tbl. 75 mg retard Amp. 25 mg /2ml
Dosierung:	50–150 mg (bis 225 mg stationär) oral, morgendlicher Dosisschwerpunkt Tropfinfusion 50–175 mg

Tabelle 20: Fortsetzung

Wirkstoff	Handelsname, Darreichungsform, Dosierung
Desipramin	Pertofran® (A, CH, D), Petylyl® (D)
Darreichungsformen:	Drg. 25 mg
Dosierung:	50–150 mg, morgendliche Hauptdosis (nicht nach 16 Uhr)
Dibenzepin	Noveril® (A, CH, D)
Darreichungsformen:	Drg. 40/80 mg ; Retard-Tbl. 240 mg
Dosierung:	120–240 mg (bis 720 mg stationär) morgendliche Hauptdosis (Retard: Einmalgabe; möglichst nicht nach 16 Uhr)
Dosulepin	Idom® (D)
Darreichungsformen:	Drg. 75 mg, Kps. 25 mg
Dosierung:	75–150 mg, abendl. Einmaldosis
Doxepin	Aponal® (D), Sinquan® (CH, D)
Darreichungsformen:	Drg. 5/10/25 mg, Tbl. 50/75/100 mg Kps. 10/25/50 mg, Tr. 1 ml = 20 Tr. = 10 mg, Amp. 25 mg /2ml
Dosierung:	50–150 mg (bis 300 mg stationär) i.m. 1–2 Amp. Infusion: 50–150 mg abendliche Hauptdosis, Einmalgabe möglich
Escitalopram	Cipralex® (D)
Darreichungsformen:	Tbl. 10/20 mg
Dosierung	10–30 mg
Fluoxetin	Fluctin® (D) u.a.
Darreichungsformen:	Lösung 5 ml = 20 mg, Tbl. u. Kps. 10/20 mg
Dosierung:	20 mg (bis 60 mg stationär)
Fluvoxamin	Fevarin® (D) u.a.
Darreichungsformen:	Tbl. 25/50/100 mg
Dosierung:	50–200 mg in 1–2 Einzeldosen (bis 300 mg stationär)

Tabelle 20: Fortsetzung

Wirkstoff	Handelsname, Darreichungsform, Dosierung
Imipramin	Tofranil® (A, CH, D), Pryleugan® (D) u.a.
Darreichungsformen:	Drg. 10/25 mg Amp. 25 mg/2 ml nur i.m. Saft 1 ml = 5 mg
Dosierung:	75–150 mg (bis 225 mg stationär)
Johanniskraut	Helarium® (D), Jarsin® (D), Remotiv® (D) u.a.
Darreichungsformen:	Drg., Kps., Tbl., Tropfen mit Trockenextrakt in verschiedenen Konzentrationen
Dosierung:	mindestens 900 mg Trockenextrakt
Lofepramin	Gamonil® (CH, D)
Darreichungsformen:	Tbl. 35/70 mg
Dosierung:	70–140 mg (bis 280 mg stationär)
Maprotilin	Ludiomil® (A, CH, D), Deprilept® (D), Maprolu® (D), Aneural® (D), u.a.
Darreichungsformen:	Tbl. 25/50/75 mg Amp. 25 mg /2 ml
Dosierung:	50–150 mg (bis 225 mg stationär), abendlicher Schwerpunkt, Einmalgabe möglich Tropfinfusion 50–150 mg
Mianserin	Tolvin®, Prisma® (D), Mianeurin® (D), Hopacem® (D)
Darreichungsformen:	Tbl. 10/30/60 mg
Dosierung:	30–120 mg, abendliche Einmalgabe möglich
Mirtazapin	Remergil®
Darreichungsformen:	Tbl. 30/45 mg, Lösung 15 mg/ml Infusionskonzentrat 15 mg = 5 ml, 6 mg = 2 ml
Dosierung:	15–45 mg, abendlicher Schwerpunkt
Moclobemid	Aurorix® (A, CH, D) u.a.
Darreichungsformen:	Tbl. 150/300 mg
Dosierung:	300–900 mg (nicht nach 16 Uhr)

Tabelle 20: Fortsetzung

Wirkstoff	Handelsname, Darreichungsform, Dosierung
Nefazodon	Nefadar® (CH, D)
Darreichungsformen:	Tbl. 100/200/300 mg
Dosierung:	200–600 mg
Nortriptylin	Nortrilen® (A, CH, D)
Darreichungsformen:	Drg.10/25 mg
Dosierung:	75–150 mg, Hauptdosis morgens
Paroxetin	Seroxat® (A, D), Tagonis® (D) u.a.
Darreichungsformen:	Tbl. 20 mg Susp. 1 ml = 2 mg
Dosierung:	20 mg (bis 50 mg stationär)
Reboxetin	Edronax® (A, D)
Darreichungsformen:	Tbl. 4 mg
Dosierung:	6–10 mg
Sertralin	Gladem® (A, CH, D), Zoloft® (CH, D)
Darreichungsformen:	Tbl. 50/100 mg Lösung 1 ml = 20 mg
Dosierung:	50–200 mg
Sulpirid	Dogmatil® (A, CH, D), Meresa® (A, D), Neogama® (D), Arminol® (D), u.a.
Darreichungsformen:	Kps. 50 mg, Amp. 2 ml/100 mg Tbl. 100/200 mg, Saft 1 ml = 5 mg
Dosierung:	100–250 mg, Hauptdosis morgens, nicht nach 16 Uhr
Tranylcypromin	Jatrosom® N (A, D)
Darreichungsformen:	Drg. 10 mg
Dosierung:	10–40 mg, Hauptdosis morgens, nicht nach 16 Uhr
Trazodon	Thombran® (D)
Darreichungsformen:	Kps. 25/50 mg; Tabs 100 mg
Dosierung:	150–300 mg (bis 600 mg stationär)

Tabelle 20: Fortsetzung

Wirkstoff	Handelsname, Darreichungsform, Dosierung
Trimipramin	Stangyl® (D), Herphonal® (D) u.a.
Darreichungsformen:	Tbl. 25 mg, Tabs 100 mg Tropfen 1 Tr. = 1 mg Amp. 25 mg /2ml
Dosierung:	100–200 mg (bis 400 mg stationär) i.m. bis zu 100 mg (4 Amp.) täglich Tropfinfusion 50–150 mg abendliche Hauptdosis, Einmalgabe möglich
Venlafaxin	Trevilor® (D)
Darreichungsformen:	Tbl. 37,5/75/150 mg
Dosierung:	75–150 mg (bis 375 mg stationär)
Viloxazin	Vivalan® (D)
Darreichungsformen:	Tbl. 100 mg, Amp. 100 mg /5 ml
Dosierung:	100–300 mg, morgendliche Hauptdosis

4 Stimmungsstabilisierer

Der Begriff „Stimmungsstabilisierer“ wird in Anlehnung an das englische „mood stabilizer“ für eine Gruppe von Psychopharmaka verwendet, die man früher als Phasenprophylaktika oder Rezidivprophylaktika bezeichnete.

Gemeinsam ist diesen Substanzen (Lithium, Carbamazepin, Valproinsäure), dass sie krankhaft veränderte Stimmungen, wie sie insbesondere bei manisch-depressiven Erkrankungen auftreten, normalisieren und das Auftreten weiterer Erkrankungsphasen verhindern können. Sie bewirken nicht, dass die Stimmung ständig gleich bleibt, sondern lassen selbstverständlich weiterhin das Empfinden normaler Gefühlsveränderungen zu.

4.1 Lithium

Lithium ist ein metallisches Element, das im Jahre 1818 entdeckt wurde. Der Name ist von dem griechischen Wort Lithos (= Stein) abgeleitet, weil es in einem Mineral gefunden wurde. Lithium wird aus lithiumhaltigem Gestein gewonnen, das in der Natur weit verbreitet vorkommt; als Medikament werden nur Lithiumsalze verwendet. Im Jahre 1949 wurde die Wirksamkeit von Lithiumsalzen bei der Behandlung manischer Erregungszustände entdeckt. In den 60er-Jahren veröffentlichte Ergebnisse zeigten eine eindeutige vorbeugende Wirkung von Lithium bei manisch-depressiven Erkrankungen. Die Behandlung mit Lithium dürfte zu den größten Fortschritten der Medizin in den letzten Jahrzehnten gehören. Etwa jeder tausendste Mensch wird mit Lithium behandelt.

Wirkungsweise

Lithium bleibt von seiner Aufnahme in den Körper bis zu seiner Ausscheidung unverändert, es findet also keine Verstoffwechslung mit Bildung anderer Verbindungen statt. Für die Wirkung spielt wahrscheinlich die Lithiumkonzentration in bestimmten Anteilen des Gehirns die entscheidende Rolle. Welche Dosierung für den therapeutischen Effekt notwendig ist, lässt sich indirekt anhand der Lithiumkonzentration im Blut (Blutspiegel) überprüfen. Um möglichst ausgeglichene Blutspiegel zu erreichen, werden heute bevorzugt Retard-Präparate (Tabletten mit allmählicher Freisetzung der Wirksubstanz) verordnet. Die in Deutschland erhältlichen Lithiumpräparate sind in Tabelle 21 aufgeführt.

Tabelle 21: Lithiumpräparate in der Übersicht

Handelsname	Lithiumgehalt pro Tablette
Quilonum® retard	450 mg = 12,2 mmol
Li 450 „Ziethen"	450 mg = 12,0 mmol
Hypnorex® retard	400 mg = 10,8 mmol
Quilonum®	536 mg = 8,1 mmol
Lithium „Apogepha"	295 mg = 8,0 mmol
Lithium Duriles®	330 mg = 6,0 mmol
leukominerase®	150 mg = 4,0 mmol
Lithium-Aspartat	500 mg = 3,2 mmol

Es spielt keine Rolle, ob das eine oder andere Salz verwendet wird, weil nur der Lithiumanteil des Salzes wirksam ist.

Indikationen

Lithiumsalze werden bei phasisch verlaufenden Erkrankungen verordnet, bei denen Störungen der Stimmung im Vordergrund stehen (affektive Störungen). Es gibt verschiedene Formen, doch am häufigsten sind wiederkehrende (rezidivierende) depressive Episoden. Eine zweite Krankheitsform ist die manisch-depressive Erkrankung (bipolare affektive Störung), bei der sich manische und depressive Phasen abwechseln bzw. sehr selten auch gleichzeitig vorkommen. Am seltensten ist die reine Manie, bei der nur manische Phasen auftreten. Schließlich können – mit etwas geringerem Erfolg – auch so genannte schizoaffektive Psychosen (phasisch verlaufende Psychosen, bei denen sich depressive/manische und schizophrenieähnliche Symptome mischen) mit Lithium behandelt werden.

Ziel und Erfolg der Behandlung

Lithiumsalze werden prophylaktisch, also vorbeugend bei den genannten Erkrankungen eingesetzt, im Fall einer Manie auch therapeutisch. Hier besteht der Nachteil, dass die Lithiumwirkung nur langsam einsetzt, deshalb muss eine akute Manie anfangs fast immer zusätzlich mit einem Neuroleptikum oder Carbamazepin behandelt werden. Meist wird das Lithium nach Abklingen der akuten Manie noch weiterhin verordnet, sodass in diesen Fällen ein direkter Übergang zwischen Behandlung und Prophylaxe erfolgt.

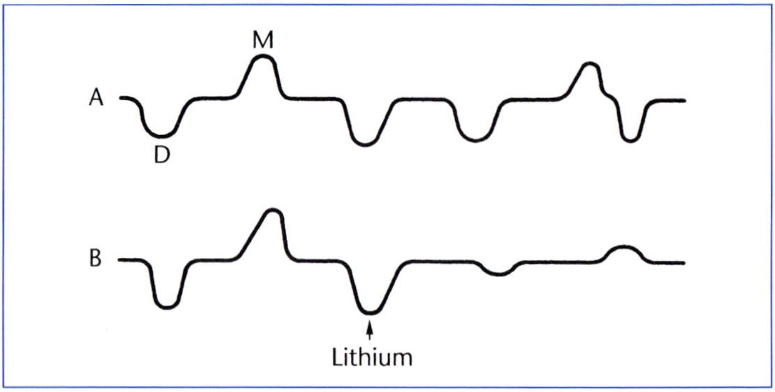

Abbildung 28: Wirkung einer Lithiumprophylaxe bei manisch-depressiver Krankheit. [M 100]
A = vor Lithium-Behandlung, B = unter Lithium, D = Depressive Phase, M = Manische Phase.

In etwa 70–80% der Fälle hat die Behandlung mit Lithium Erfolg. Es gelingt zwar nicht immer, Rückfälle völlig zu verhüten, doch man kann schon von einem Behandlungserfolg sprechen, wenn die Intervalle zwischen den Krankheitsphasen länger werden (die Krankheit somit seltener auftritt) oder die Krankheit nur noch in schwächerer, milderer Form wiederkehrt (siehe Abbildung 28). Da die vorbeugende Wirkung von Lithium erst nach Wochen oder bis zu sechs Monaten einsetzt, empfiehlt es sich, beim Vorliegen einer der oben genannten Erkrankungen möglichst frühzeitig mit der Behandlung zu beginnen.

Beschränkungen und Gegenanzeigen

Allerdings ist in jedem Einzelfall zwischen möglichem Nutzen und Risiko der Behandlung abzuwägen. Zur Beurteilung werden der bisherige Krankheitsverlauf (Häufigkeit und Schwere der Krankheitsphasen), die Wahrscheinlichkeit, mit der erneute Krankheitsphasen zu erwarten sind (mit dem Alter werden sie meistens häufiger!), sowie körperliche Risikofaktoren herangezogen.

Nicht verordnet werden soll Lithium bei Kontraindikationen wie schweren Nierenfunktionsstörungen und Herz-Kreislauf-Erkrankungen, bei der Addisonschen Krankheit sowie in den ersten vier Schwangerschaftsmonaten. Vor Narkosen und Operationen ist Lithium abzusetzen.

Praktisches Vorgehen

Mit einer Lithium-Behandlung kann entweder im Intervall, also zwischen den Krankheitsphasen, oder während einer Krankheitsphase begonnen werden. Folgende Voruntersuchungen sind notwendig:

- körperliche Untersuchung (einschließlich Gewicht)
- Blutdruck
- Blutbild
- EKG
- Bestimmung der Nieren- und Schilddrüsenwerte im Blut

- Messung des Halsumfangs
- eingehende Information des Patienten, dessen Motivation und Mitarbeit gerade bei einer vorbeugenden Langzeitbehandlung von entscheidender Bedeutung ist.

Dosierung

Lithium wird dann „einschleichend" dosiert, mit abendlichem Schwerpunkt (so werden mögliche Nebenwirkungen „verschlafen"). Nach 7 Tagen wird der Lithium-Blutspiegel erstmals bestimmt. Dabei ist zu darauf zu achten, dass die Blutabnahme ungefähr 12 Stunden nach Einnahme der letzten Lithiumtablette erfolgt (die Patienten müssen nicht nüchtern sein). Die Dosis wird so angepasst, dass sich im Blut eine Lithiumkonzentration von 0,5–0,8 mmol/l einstellt (eine Verdopplung der Dosis bewirkt eine Verdopplung der Lithiumkonzentration). Dieser Blutspiegel von 0,5–0,8 mmol/l gilt für die Prophylaxe; wenn Lithium therapeutisch, also zur Behandlung einer Manie eingesetzt wird, sind höhere Blutspiegel (0,8–1,2 mmol/l) erforderlich. Die Dosierung muss individuell erfolgen und kann daher von Patient zu Patient verschieden sein. In der Regel genügen zur Erhaltungstherapie 2 × 1 Retard-Tablette oder 2 × 2 Tabletten. Nach 14, 21 und 28 Tagen wird die Lithiumkonzentration im Blut erneut bestimmt. Später reicht es, den Lithium-Blutspiegel alle 6–8 Wochen zu kontrollieren. Angepasst an den Zustand des Patienten wird die Dosis beim Auftreten lästiger Begleitwirkungen verringert bzw. bei ungenügender Wirksamkeit erhöht.

Kontrollen

Üblicherweise bekommt der Patient als Kooperations-Hilfe eine Kontrollkarte ausgehändigt, den so genannten Lithium-Ausweis oder Lithium-Pass (siehe Abbildung 29). Während der Lithium-Behandlung sollten in regelmäßigen Abständen der Halsumfang, die Nieren- und Schilddrüsenwerte bestimmt, der Blutdruck kontrolliert sowie unter Umständen ein EKG und ein EEG abgeleitet werden. Zusätzliche Kontrollen des Blutspiegels sind notwendig bei körperlichen Erkrankungen (z.B. Grippe), nach Salz- und Flüssigkeitsverlusten (starkes Schwitzen), bei einer Diät/Abmagerungskur sowie nach Beginn einer Behandlung mit Diuretika.

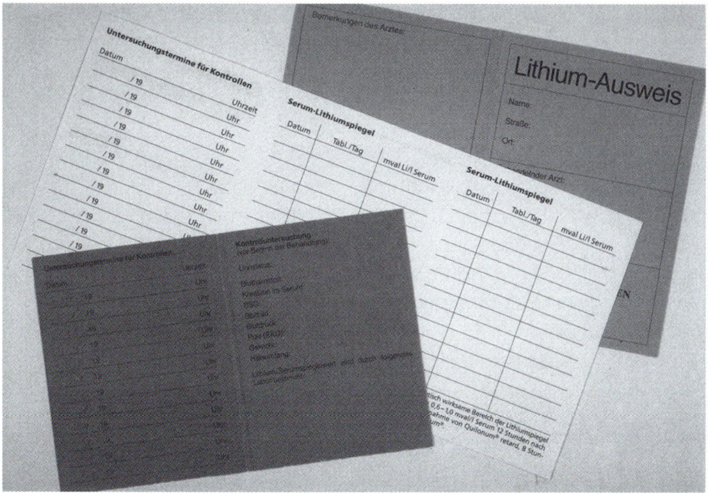

Abbildung 29: Lithium-Pass

Merke

Die Behandlung mit Lithium ist eine Langzeittherapie, deren Dauer individuell festgelegt wird und sich nach dem Krankheitsverlauf richtet. Wenn Lithium abgesetzt werden soll, empfiehlt es sich, dies ausschleichend vorzunehmen.

Nebenwirkungen

Während einer Lithium-Behandlung möglicherweise auftretende Nebenwirkungen sind in Tabelle 22 zusammengestellt.

Relativ häufig zeigen sich zu Beginn einer Lithium-Behandlung Nebenwirkungen, die später spontan wieder verschwinden. Diese Nebenwirkungen sollten keinesfalls dazu veranlassen, eine begonnene Lithium-Behandlung zu unterbrechen bzw. abzusetzen. Relativ häufig kommt es zu einem Zittern der Hände (so genannter feinschlägiger Händetremor), das wieder nachlässt, wenn die Dosis reduziert wird. Andernfalls kann ein Behand-

Tabelle 22: Nebenwirkungen von Lithium

Zu Beginn	Händetremor Magen-Darm-Störungen (Übelkeit, weicher Stuhl) Polyurie, Durst
Später	Händetremor Gewichtszunahme Polyurie, Durst, Ödeme, Nierenschädigung Schwindel Erbrechen, Durchfälle mäßige Leukozytose Struma Mattigkeit, selten: Verwirrtheit sehr selten: EKG-, EEG-Veränderungen, Akne, Psoriasis, Muskelschwäche, Haarausfall

lungsversuch mit Betarezeptorenblockern (z.B. Propranolol in niedriger Dosierung) gemacht werden. Magen-Darm-Beschwerden klingen nach einiger Zeit im Allgemeinen von selbst ab. Eine leichte Vergrößerung (selten auch Unterfunktion = Hypothyreose) der Schilddrüse führt zu einer Zunahme des Halsumfangs, kann aber durch die Gabe von Schilddrüsenhormon (Thyroxin) normalisiert werden. Nicht selten entwickeln die Patienten einen starken Durst mit vermehrter Urinproduktion (Polyurie), was daran liegt, dass die Fähigkeit der Nieren, den Urin zu konzentrieren, durch Lithium beeinträchtigt wird. Gelegentlich kommt es dabei zu Wassereinlagerungen in Form von Gesichts- und Knöchelödemen. Bessern sich die Symptome auch nicht, wenn die Lithium-Dosis verringert wird, können vorübergehend Diuretika (zur Ausschwemmung) eingesetzt werden. Diese Behandlung muss durch den Arzt sorgfältig kontrolliert werden, da Diuretika die Lithiumkonzentration im Blut erhöhen und Lithiumvergiftungen möglich sind.

Manche Patienten klagen über „psychische Nebenwirkungen“ wie das Fehlen ihrer „(manischen) Energie und Begeisterung“ und eine Herabsetzung ihrer Kreativität. Gelegentlich kommt es zu leichten Konzentrationsstörungen und Müdigkeit. Die Gefahr einer Abhängigkeitsentwicklung besteht bei Lithium nicht.

Einige der genannten Nebenwirkungen können im Laufe der Behandlung bei überwiegend abendlicher Einnahme der Tabletten oder Einnahme von Retard-Präparaten oder nach einem Wechsel auf ein anderes Präparat wieder verschwinden.

Überdosierung und Vergiftung

Bei zu schneller Steigerung der Dosis besteht leicht die Gefahr einer Überdosierung. Eine Lithiumvergiftung kann bei Nierenkrankheiten oder einem Salz- und Wassermangel drohen. Das kann z.B. der Fall sein bei kochsalzarmer Diät, Abmagerungskuren, Behandlung mit Diuretika, starkem Schwitzen, körperlichen Erkrankungen und einer krankheitsbedingt verminderten Zufuhr von Nahrung und Flüssigkeit. Auch eine gewollte (Selbstmordversuch) oder unabsichtliche Überdosierung (fehlende Blutspiegelkontrollen) kommt als Ursache in Betracht. Symptome einer Überdosierung treten auf, wenn die Lithiumkonzentration im Blut über 1,6 mmol/l liegt, Vergiftungssymptome im Allgemeinen bei Lithiumkonzentrationen über 2 mmol/l. Erbrechen, Durchfälle, grobschlägiger Händetremor, Trägheit, Schläfrigkeit und undeutliche Sprache können auf eine drohende Lithiumvergiftung hinweisen. Bei eingetretener Lithiumvergiftung finden sich gesteigerte Reflexe, zerebrale Krampfanfälle und Bewusstseinstrübung: Der Patient muss sofort intensivmedizinisch behandelt werden. Kündigt sich eine Überdosierung an, ist die Lithiumeinnahme sofort zu unterbrechen, der Patient sollte reichlich trinken und Kochsalz zu sich nehmen.

Die wichtigsten Maßnahmen zur Verhütung von Überdosierungen sind regelmäßige Kontrollen des Blutspiegels und der Nierenfunktion sowie die Aufklärung des Patienten (damit er immer auf ausreichende Kochsalz- und Flüssigkeitszufuhr achtet und Überdosierungssymptome erkennen lernt).

Merke

Gewissenhafte Einnahme und regelmäßige Kontrolle der Lithium-Blutspiegel sind Grundvoraussetzungen für eine Lithium-Behandlung. Dank dieser Therapie hat die manisch-depressive Krankheit viel von ihrem Schrecken verloren.

4.2 Carbamazepin

Carbamazepin kam 1964 als Antiepileptikum in den Handel und zählt seither zu den Standardsubstanzen in der Behandlung von Epilepsien, insbesondere bei der Therapie fokaler Anfälle gilt es als Mittel der ersten Wahl.

Wirkungsspektrum

Seit Anfang der 70er-Jahre wurde in verstärktem Maße die Wirkung von Carbamazepin bei psychiatrischen Krankheitsbildern untersucht. Bis dahin war bereits bekannt, dass Carbamazepin psychotrope Wirkungen besitzt, die sich u.a. in einer positiven Beeinflussung der so genannten epileptischen Wesensänderung zeigen. Nach ersten Berichten über Behandlungserfolge mit Carbamazepin bei manischen Patienten folgten schon bald Studien zu seiner Wirksamkeit bei affektiven Psychosen. In den letzten Jahren wurde vermehrt untersucht, ob es sich auch zur Behandlung des Alkoholentzugssyndroms, zur Rückfallverhütung (Rezidivprophylaxe) bei schizoaffektiven Psychosen und zur Zusatzbehandlung von Schizophrenien eignet.

Indikationen

Die umfangreichsten Daten liegen bisher zum Einsatz von Carbamazepin in der Rezidivprophylaxe affektiver Psychosen vor. Hier wird die Erfolgsrate mit 60–70% angegeben, was der Wirksamkeit von Lithium recht nahe kommt. Angezeigt sein könnte Carbamazepin insbesondere, wenn Kontraindikationen für Lithium bestehen oder wenn Lithium zu Unverträglichkeiten führt, mangelnde Wirksamkeit bzw. einen Verlust an Wirkung zeigt. Als Alternative zu Lithium würde sich Carbamazepin in erster Linie bei Patienten mit sehr häufigem Phasenwechsel (so genannten „rapid cyclers“) anbieten, bei denen Lithium kaum oder gar nicht wirksam ist.

Praktische Durchführung

Die praktische Durchführung der Behandlung mit Carbamazepin folgt den gleichen Grundsätzen wie die Lithium-Behand-

Tabelle 23: Nebenwirkungen von Carbamazepin

Müdigkeit, Schwindel, Gehstörungen (Ataxie)
Sehstörungen
Herzrhythmusstörungen
Veränderungen von Blutbild und Leberwerten
Hautausschläge

lung. Begonnen werden kann sowohl im Intervall als auch während einer Krankheitsphase.

Die **Dosierung** sollte einschleichend erfolgen, mit abendlichem Schwerpunkt und der Gabe von 150–300 mg. Nach etwa einer Woche wird die erste Blutspiegelkontrolle durchgeführt, anzustreben sind Werte zwischen 4 und 10 µg/ml.

Zu beachten sind mögliche **Wechselwirkungen**, u.a. kann die Wirkung von Gerinnungshemmern und Empfängnisverhütungsmitteln abgeschwächt werden (Risiko: ungewollte Schwangerschaft, Fruchtschädigung!).

Regelmäßige Blutbildkontrollen sind erforderlich, um mögliche Nebenwirkungen zu erfassen (siehe Tabelle 23).

Da im Beipackzettel der Carbamazepin-Präparate primär von „Anfallsleiden" bzw. „Epilepsie" als Indikationen gesprochen wird, sind manche Patienten erfahrungsgemäß verunsichert, wenn man sie nicht vorher ausführlich über die rückfallverhütende Wirkung der Substanz aufgeklärt hat. Der individuell auf den Patienten abgestimmten **Beratung** kommt deshalb hier eine ganz besondere Bedeutung zu.

4.3 Valproinsäure

Valproinsäure (Valproat) ist als Antiepileptikum zur Behandlung generalisierter und fokaler Anfälle im Handel und gilt dabei gegenwärtig als eines der Medikamente der ersten Wahl.

Auf psychiatrischem Gebiet wird Valproat zur Behandlung affektiver Störungen eingesetzt, allerdings liegt – im Gegensatz zu den USA, wo es zur Behandlung der akuten Manie zugelassen ist – in Deutschland bislang keine offizielle Zulassung für diese Indikationen vor.

Aufgrund der positiven Ergebnisse, die insbesondere bei der Behandlung der Manie vorliegen, wird der Einsatz von Valproat jedoch von Expertenkommissionen befürwortet. Ob bzw. wann auch eine behördliche Zulassung erfolgt, bleibt abzuwarten.

Tabelle 24 zeigt in einer Übersicht die wichtigsten Nebenwirkungen der Valproinsäure (Valproat); gefürchtet ist die toxische Wirkung auf die Leber (Hepatotoxizität), die vor allem bei Kleinkindern auftritt, im höheren Lebensalter aber wohl kaum noch eine Rolle spielt.

Tabelle 24: Nebenwirkungen der Valproinsäure (Valproat)

gelegentlich	Missempfindungen (Parästhesien) Zittern (Tremor) Schläfrigkeit zeitweiliger Haarausfall erhöhter Appetit bzw. Appetitlosigkeit Gewichtszunahme oder -abnahme Verringerung der weißen Blutkörperchen (Leukopenie) bzw. der Blutplättchen (Thrombopenie)
selten, aber gefährlich	schwerwiegende bis tödlich verlaufende Leberfunktionsstörungen, die dosisunabhängig insbesondere bei Kindern auftreten (bei Kombination mit anderen Antiepileptika)

Merke

Stimmungsstabilisierer werden bevorzugt eingesetzt, um bei Patienten mit manisch-depressiven Erkrankungen ein Wiederauftreten der Erkrankung zu verhindern.
Daneben zeigen sie auch bei anderen Krankheiten, die mit starken Stimmungsschwankungen einhergehen, eine gute Wirkung.

5 Neuroleptika/ Antipsychotika

5.1 Definition und Einteilung

Definition

Unter dem Begriff Neuroleptika werden Psychopharmaka zusammengefasst, die in charakteristischer Weise auf die Symptome psychotischer Erkrankungen einwirken („antipsychotische Wirkung"). Ihr therapeutischer Effekt besteht in der Dämpfung psychomotorischer Erregungszustände und affektiver Spannungen sowie einer günstigen Beeinflussung psychotischer Denk- und Verhaltensstörungen, Trugwahrnehmungen und Ich-Störungen (so genannte Plus- bzw. Positivsymptome), ohne dabei die intellektuellen Fähigkeiten oder das Bewusstsein wesentlich zu beeinträchtigen.

Rückblick

Ausgangspunkt für die Entwicklung der Neuroleptika war das Phenothiazin-Derivat Chlorpromazin, das Anfang der 50er-Jahre in der Tradition der Dämmer- und Schlafkuren in Frankreich auch in der psychiatrischen Therapie zum Einsatz kam. Chlorpromazin zeigte im Gegensatz zu den bis dahin angewendeten Medikamenten ein in großen Teilen anderes Wirkspektrum bei den Patienten. Konnte man die Kranken früher lediglich in einen Schlafzustand versetzen, nach dessen Abklingen viele der Symptome unverändert fortbestanden, war es durch die Gabe von Chlorpromazin möglich, auch die typischen Schizophrenie-Symptome (fast) vollständig zum Abklingen zu bringen. Es zeigte also eine im engeren Sinn „antipsychotische" Wirkung.
Neben der „antipsychotischen" Wirkung ließ sich bei vielen Patienten auch ein Einfluss auf das extrapyramidal-motorische System im

ZNS beobachten: Unter Chlorpromazin entwickelte sich ein Zustandsbild ähnlich wie bei der Parkinson-Krankheit. Dieses Phänomen diente als wichtiger Anhaltspunkt für die Weiterentwicklung von Neuroleptika. Die Fähigkeit, eine extrapyramidal-motorische Symptomatik auszulösen, wurde als eine unabdingbare Eigenschaft neuroleptisch wirksamer Substanzen angesehen („klassische Neuroleptika").
Anfang der 70er-Jahre musste diese Hypothese allerdings revidiert werden, denn mit Clozapin stand ein neuartiges „Antipsychotikum" zur Verfügung, das keinen Einfluss auf das extrapyramidal-motorische System zeigte. Daher wird heute nicht mehr vorausgesetzt, dass jedes Neuroleptikum eine (Neben-)Wirkung auf das extrapyramidal-motorische System haben muss.

In den letzten Jahren wurden weitere Substanzen entwickelt, die kaum noch extrapyramidal-motorische Symptome hervorrufen und stattdessen eine Eigenschaft besitzen, die den klassischen Neuroleptika fast vollständig fehlt: die Wirkung auf so genannte Negativ- bzw. Minussymptome. Dabei handelt es sich um Symptome wie Antriebsmangel, sozialer Rückzug, Anhedonie, Sprachverarmung usw. Diese Minussymptome treten bei vielen schizophrenen Patienten im Laufe der Erkrankung auf und wirken sich häufig stärker auf den weiteren Verlauf aus als die oben genannten Plussymptome.

Zur Abgrenzung von den so genannten klassischen Neuroleptika werden diese neueren Substanzen häufig als „atypische" Neuroleptika bezeichnet. Zur Charakterisierung der gesamten Gruppe setzt sich zunehmend der Begriff **„Antipsychotika"** statt „Neuroleptika" durch.

Merke

Die Entdeckung der Neuroleptika stellt einen Meilenstein der Psychiatriegeschichte dar.

Einteilung

Die Einteilung der Neuroleptika bzw. Antipsychotika kann unter verschiedenen Gesichtspunkten erfolgen. Traditionell wird die Einteilung nach der chemischen Struktur und nach der so genannten „neuroleptischen Potenz“ vorgenommen. Gegenwärtig gibt es außerdem Unterteilungen nach der bevorzugten Bindung an bestimmte Rezeptoren oder die Differenzierung in typische und atypische Neuroleptika.

Einteilung nach der chemischen Struktur

- trizyklische Neuroleptika (Phenothiazine, Thioxanthene und chemisch Ähnliche)
- Butyrophenone und Diphenylbutylpiperidine
- Dibenzoepine
- Benzamide
- chemisch neuartige Antipsychotika (Olanzapin, Quetiapin, Risperidon, Sertindol, Ziprasidon)

Die trizyklischen Neuroleptika zeigen nicht nur untereinander große chemisch-strukturelle Ähnlichkeiten, sondern auch enge Beziehungen zu den trizyklischen Antidepressiva. Bei der Gruppe der Butyrophenone handelt es sich um tetrazyklische Verbindungen, deren „Muttersubstanz“ Haloperidol 1958 entdeckt wurde. Die Diphenylbutylpiperidine haben zwar eine ähnliche chemische Struktur wie die Butyrophenone, aber eine im Vergleich sehr viel längere Halbwertszeit. Dibenzoepine, Benzamide und die neuen Antipsychotika weisen in ihrer chemischen Struktur keine Ähnlichkeit mit den anderen Gruppen auf. Doch nicht zuletzt wegen ihres besonderen neurobiochemischen Wirkungsspektrums spielen diese Substanzen in praktisch-klinischer Hinsicht eine wichtige Rolle.

Einteilung nach der „neuroleptischen Potenz“

Das Modell der „neuroleptischen Potenz“ beruht auf der Beobachtung, dass traditionelle Neuroleptika extrapyramidale Bewegungseinschränkungen hervorrufen, die sich u.a. sehr frühzeitig in der Feinmotorik erkennen lassen und über Veränderungen der Handschrift gemessen werden können. Die „neuroleptische Schwelle“ ist derjenige Dosisbereich, ab dem die feinmotorischen Veränderungen beginnen. Je geringer die

Dosierung sein kann, bis die neuroleptische Wirkung einsetzt, desto höher ist die neuroleptische Potenz einer Substanz, d.h. ihre antipsychotische Wirksamkeit.

Nach dieser Systematik können bei den Neuroleptika hochpotente, mittelpotente und niederpotente Substanzen unterschieden werden. Damit wird jedoch nur ein relativ grobes Einteilungsmuster vorgegeben, denn die Ansprechbarkeit auf Neuroleptika weist eine sehr große, individuell unterschiedliche Spannbreite auf. Nicht richtig einordnen in diese Systematik lassen sich Substanzen wie Clozapin, bei denen eine extrapyramidale Symptomatik weitgehend fehlt. Hier werden weitere Grenzen dieser Einteilung offensichtlich.

Einteilung in typische und atypische Neuroleptika

Im klinischen Bereich setzt sich zunehmend die Einteilung in typische („klassische") und atypische („neuere") Neuroleptika bzw. Antipsychotika durch.

Als typische Neuroleptika gelten die älteren Substanzen, die neben der antipsychotischen Wirkung auch typische extrapyramidal-motorische Symptome zeigen. Dabei ist ihre Wirksamkeit vorrangig auf die Plussymptome (s.o. unter „Definition") begrenzt. Eine Beeinflussung der Minussymptome wird ihnen in der Regel nicht zugesprochen; allerdings liegen hierzu kaum kontrollierte Untersuchungen vor.

Als atypische Neuroleptika bzw. Antipsychotika gelten Substanzen mit antipsychotischer Wirkung, die aber nur geringe bzw. gar keine extrapyramidal-motorischen Auswirkungen haben und nachweisbar wirksam gegen Minussymptome eingesetzt werden können.

Merke

Die gegenwärtig wichtigste Einteilung der Neuroleptika ist die Unterscheidung zwischen klassischen/typischen und neueren/atypischen Substanzen. Klassische Neuroleptika wirken fast nur auf Plussymptome, atypische auch auf Minussymptome.

5.2 Wirkungsweise

Laboruntersuchungen zur Wirksamkeit

Bei der pharmakologischen Prüfung von Mitteln, die möglicherweise als neue Neuroleptika in Frage kommen, steht man vor dem Problem, dass sich psychische Krankheitsphänomene nicht in echten tierexperimentellen Modellen untersuchen lassen und dass deshalb auch die antipsychotische Wirkung nicht exakt geprüft werden kann.

Dennoch fanden sich in verschiedenen Tierversuchsanordnungen Hinweise auf eine mögliche neuroleptische Wirkung. Mittlerweile kann man jedoch auf neurobiochemischem Weg bestimmen, an welche Rezeptoren sich potenzielle Antipsychotika bevorzugt binden („Rezeptorbindungsprofil"). Daher sind die Ergebnisse des klassischen Tierversuchs nicht mehr so ausschlaggebend für die Klärung der Frage, ob es sich bei den in der Prüfung befindlichen Substanzen um wirksame Antipsychotika handelt oder nicht.

Erst durch die neurobiochemischen Untersuchungen konnte auch entscheidend zur Erforschung des Wirkmechanismus der Neuroleptika beigetragen werden.

Wirkung auf Neurotransmitter und ihre Rezeptoren

Neuroleptika entfalten ihre klinische Wirkung, indem sie die Neurotransmitter des zentralen Nervensystems und deren Rezeptoren beeinflussen. Gegenwärtig am besten untersucht ist ihre Wirkung auf das Dopamin- (und das Serotonin-)System; hier scheinen sich – nach dem aktuellen Kenntnisstand – die wichtigsten Prozesse abzuspielen.

Dopamin und seine Rezeptoren

Der Neurotransmitter Dopamin wird chemisch über die Vorstufen Tyrosin und L-Dopa aufgebaut und dann – gesteuert über elektrische Impulse – in den synaptischen Spalt ausgeschüttet. Nach der

Freisetzung lagert sich Dopamin an spezifische Rezeptoren an, die keine einheitliche Struktur besitzen. Nachdem man ursprünglich angenommen hatte, dass es zwei Arten von Rezeptoren (D_1- und D_2-Rezeptoren) gibt, ist nach neueren Forschungen gegenwärtig von einer ganzen „Familie" von Dopamin-Rezeptoren auszugehen.

Neuroleptika besetzen („blockieren“) die postsynaptischen Dopamin-Rezeptoren und werden dadurch zu Gegenspielern von Dopamin, in dem sie seine Wirksamkeit antagonisieren (siehe schematische Darstellung in Abbildung 30). Maßgeblich für die antipsychotische Wirkung scheint vor allem die Blockade der D_2-Rezeptoren zu sein.

Blockade anderer Rezeptoren

Neben der Blockade („Antagonismus") von Dopamin-Rezeptoren bewirken Neuroleptika in unterschiedlichem Maß auch eine Blockade von Rezeptoren anderer Neurotransmitter wie Noradrenalin (NA), Serotonin (5-HT), Histamin (H) und Acetylcholin (ACh). Die therapeutische Bedeutung ist zum Teil noch unklar.
In den letzten Jahren wurden Substanzen entwickelt, die sowohl Dopamin- als auch Serotonin-Rezeptoren blockieren, also antagonistisch wirken (z.B. Olanzapin, Quetiapin, Risperidon, Sertindol, Ziprasidon). Dies basierte auf der Annahme, dass durch eine zentrale Blockade von bestimmten Serotonin-Rezeptoren (5-HT_2-Rezeptoren) eine Veminderung der extrapyramidal-motorischen Auswirkungen und eine Verbesserung der schizophrenen Minussymptomatik zu erreichen sein könnte. Der breite klinische Einsatz wird zeigen, inwieweit diese so genannten D_2/5- HT_2-Rezeptor-Antagonisten die Erwartungen erfüllen.

Merke

Die Wirkung der klassischen Neuroleptika im zentralen Nervensystem beruht vorwiegend auf einer Blockade der Dopamin-Rezeptoren, atypische Neuroleptika wirken daneben u.a. auch auf das Serotonin-System.

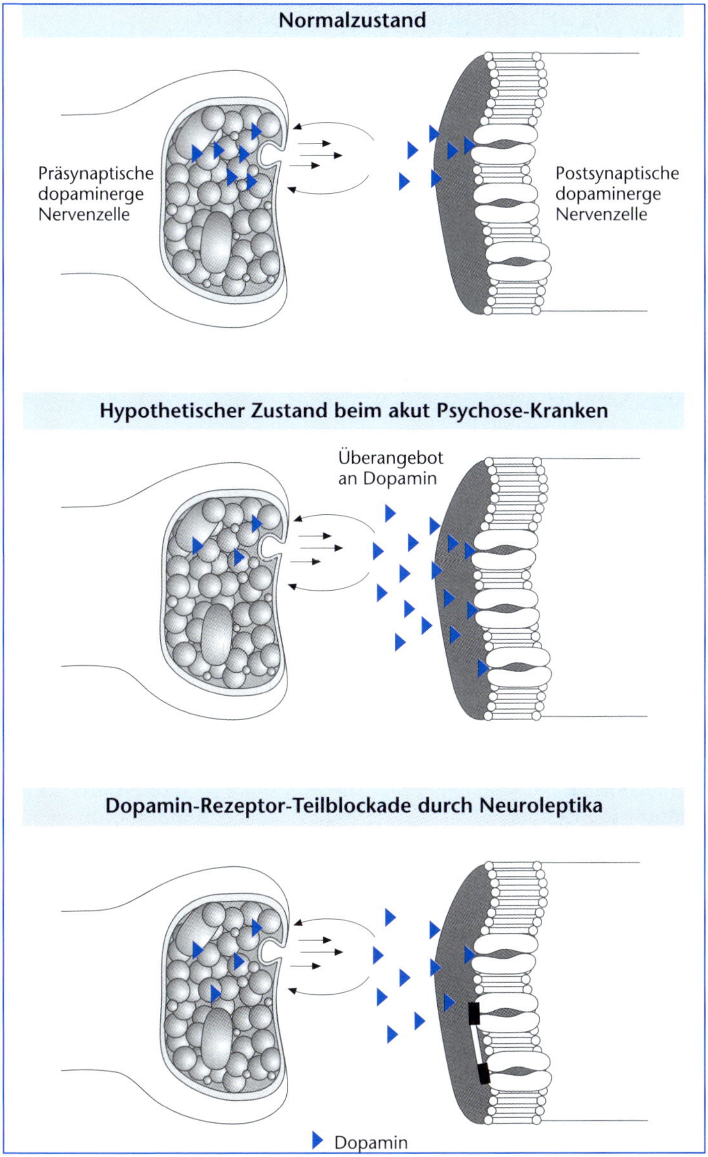

Abbildung 30: Möglicher Wirkmechanismus von Neuroleptika. [L 157]

5.3 Neuroleptika in der Übersicht

Die derzeit im Handel befindlichen Neuroleptika sind in Tabelle 25 zusammenfassend dargestellt.

Tabelle 25: Einteilung der Neuroleptika in „klassische" (typische) und neuere (atypische) Substanzen

„klassische" (typische) stark antipsychotisch wirksam („hochpotent")	Neuroleptika antipsychotisch-sedierend („mittelpotent")	sedierend-angstlösend („niedrigpotent")
Flupentixol (Fluanxol® u.a.) Fluphenazin (Dapotum®, Lyogen® u.a.) Perphenazin (Decentan®) Benperidol (Glianimon®) Bromperidol (Impromen®, Tesoprel®) Fluspirilen (Imap® u.a.) Haloperidol (Haldol®-Janssen u.a.) Pimozid (Orap®, Antalon®)	Perazin (Taxilan® u.a.) Zuclopenthixol (Ciatyl®-Z) Zotepin (Nipolept®)	Chlorpromazin (Propaphenin®) Chlorprothixen (Truxal®) Levomepromazin (Neurocil® u.a.) Promazin (Protactyl® u.a.) Promethazin (Atosil® u.a.) Thioridazin (Melleril® u.a.) Melperon (Eunerpan® u.a.) Pipamperon (Dipiperon®) Prothipendyl (Dominal®)
neuere (atypische) Neuroleptika/Antipsychotika		
Amisulprid (Solian®) Clozapin (Leponex® u.a.) Olanzapin (Zyprexa®) Quetiapin (Seroquel®) Risperidon (Risperdal®) Sertindol (Serdolect®) Ziprasidon (Zeldox®)		

5.4 Praktische Anwendung

Entsprechend der Vielzahl der Symptome, die sich durch Neuroleptika beeinflussen lassen, sind auch die Indikationen dieser Psychopharmaka breit gestreut. Ihr Anwendungsbereich ist nicht nur auf psychiatrische Krankheitsbilder begrenzt; Tabelle 26 gibt eine Übersicht. Anzumerken ist jedoch, dass nicht jedes Neuroleptikum bei jeder der genannten Indikationen wirksam ist.

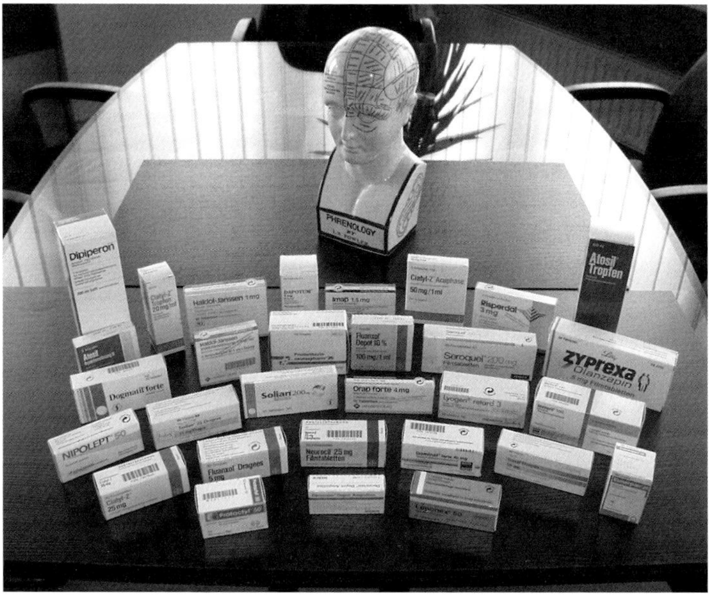

Abbildung 31: Neuroleptika/Antipsychotika (Handelspackungen). [M 100]

Tabelle 26: Indikationen für Neuroleptika

Psychiatrische Indikationen	
Schizophrene und schizoaffektive Psychosen mit Symptomen wie:	Halluzinationen, Denkstörungen, Wahn, Angstzustände, Unruhe und Erregung, autistisches Verhalten, Schlafstörungen
Manien mit Symptomen wie:	Unruhe, Gereiztheit, Wahn, Schlafstörungen
organische Psychosyndrome oder Alterspsychosen mit Symptomen wie:	Unruhe, Wahn, Angstzustände, Schlafstörungen
Delirien mit Symptomen wie:	Halluzinationen, Wahn
Erregungszustände jeglicher Genese	
Neuroleptika als Zusatzbehandlung bei wahnhaften Depressionen, Zwangssyndromen, Verhaltensstörungen im Kindes- und Jugendalter	
Nicht-psychiatrische Indikationen	
Hyperkinetische Syndrome (Bewegungsstörungen, z.B. Chorea, Athetose, Torsionsdystonie, Hemiballismus, Gilles-de-la-Tourette-Syndrom)	
Schmerzsyndrome	
Neuroleptanalgesie	
bei (postoperativem) Erbrechen	

Behandlung von Schizophrenien

Innerhalb der Psychiatrie stellt das Krankheitsbild der Schizophrenie die wichtigste Indikation für Neuroleptika dar. Weltweit leidet etwa 1% der Bevölkerung an dieser Krankheit. Die Erkrankung beginnt meist im frühen Erwachsenenalter (18.–30. Lebensjahr) und verläuft in Schüben; lediglich bei 10% der Kranken treten die Symptome nur einmal im Leben auf. Bei allen anderen kommt es immer wieder zu Schüben, bei denen oft keine vollständige Rückbildung (Remission) mehr erreicht wird.

Daneben gibt es auch Erkrankungen, die in erster Linie (= primär) chronisch verlaufen. Chronifizierungen zeigen sich psychopathologisch als chronisch produktive Verläufe, als reine Minussymptomatik oder als Mischung aus beidem.

Formen schizophrener Psychosen

Traditionell werden die folgenden Formen unterschieden:
Die **paranoid-halluzinatorische Form** ist gekennzeichnet durch Wahnideen (Beziehungs-, Beeinträchtigungs- und Verfolgungswahn) und Halluzinationen (verschiedener Sinne, meist aber akustische, z.B. Stimmenhören), daneben kommen auch Ich-Störungen (Gefühl des von außen Gemachten) vor.
Typisch für die **katatone Form** sind Veränderungen der Psychomotorik (Stupor, Erregung), stereotype (starre) Bewegungs- und Haltungsmuster, negatives Denken, manieriertes Auftreten.
Die **hebephrene Form** ist geprägt von Veränderungen des emotionalen Verhaltens (es wirkt inadäquat, „läppischer Affekt") und formalen Denkstörungen.
Bei der **zönästhetischen Form** stehen Gefühle bzw. Vorstellungen über bizarre Veränderungen des Körpers im Vordergrund.
Bei einem **Residualzustand** ist eine Minussymptomatik (Apathie, Antriebslosigkeit, emotionale Verarmung) vorherrschend.

Die Einführung der Neuroleptika in die Therapie schizophrener Erkrankungen hat beträchtlich dazu beigetragen, das Schicksal der Patienten zu verbessern. Während früher für viele ein jahrelanger oder sogar lebenslanger Krankenhausaufenthalt unabwendbar schien, dauern stationäre Behandlungen heute relativ kurz. Auch die Chancen einer beruflichen und sozialen Reintegration sind recht groß.

Probleme vor der Behandlung

Der praktischen Durchführung einer Therapie mit Neuroleptika stellen sich meist schon zu Beginn mehrere Hindernisse in den Weg. Viele an Schizophrenie Erkrankte empfinden sich selbst nicht als krank **(fehlende Krankheitseinsicht)**. Da sie die Notwendigkeit einer Behandlung nicht einsehen, gehen sie meist nicht aus eigener Überzeugung und freiwillig zum Arzt; und selbst wenn es gelingt, eine Therapie zu beginnen, ist deren Fortführung durch mangelnde Verlässlichkeit (Non-Compliance) gefährdet.

Für den behandelnden Arzt stellt sich darüber hinaus die Frage nach dem am besten geeigneten Neuroleptikum sowie der richtigen Dosierung. Dem Nicht-Facharzt kann man hier nur empfehlen, sich auf wenige Präparate zu beschränken und mit diesen eigene Erfahrungen zu sammeln.

Für die **Auswahl eines geeigneten Präparats** ist besonders die Kenntnis der unterschiedlichen Wirkspektren von Bedeutung. Als Faustregel gilt dabei, dass hochpotente Neuroleptika (z.B. Haloperidol, Fluphenazin) vorrangig auf Symptome wie Denkstörungen, Trugwahrnehmungen, Wahnideen wirken, während niederpotente Neuroleptika (z.B. Chlorprothixen, Thioridazin, Levomepromazin) besonders psychomotorische Erregungszustände und affektive Spannungen günstig beeinflussen. Die neueren, atypischen Neuroleptika besitzen dagegen auch eine Wirkung auf Negativsymptome.

Akutbehandlung

Bei Akutkranken findet sich häufig ein Nebeneinander verschiedenster Symptome: Der Patient fühlt sich verfolgt, er ist ängstlich gespannt mit zerfahrenem Gedankengang oder unruhig bis hin zur Erregung. Therapie der Wahl ist dann die Kombination eines hochpotenten mit einem niederpotenten Neuroleptikum oder alternativ mittelstarke Neuroleptika (wie z.B. Zuclopenthixol, Zotepin oder Perazin).

Bei unkooperativen, erregt-aggressiven Patienten kann es erforderlich sein, das Neuroleptikum zu Beginn der Therapie parenteral (intramuskulär bzw. intravenös) zu verabreichen. Hierbei sind allerdings die nicht unbeträchtlichen Kreislaufwirkungen zu berücksichtigen, vor allem niederpotente Neuroleptika sollten deshalb nie intravenös gegeben werden. Alternativ steht ein kurz wirksames (2–3 Tage Wirkdauer) Depotpräparat für die intramuskuläre Injektion zur Verfügung, das besonders bei psychotischen Unruhe- und Erregungszuständen wirksam ist. Sobald wie möglich sollte die orale Einnahme der Medikamente erfolgen. Dabei werden Tropfen oder Saft (viele Präparate liegen in dieser Form vor) vom Patienten oft eher akzeptiert, wobei hinzugefügt sei, dass dadurch auch die Einnahmekontrolle besser gewährleistet ist.

Dosierung und Wechsel des Präparats

Die Frage, in welcher Dosis einzelne Präparate verabreicht werden sollen, ist auch nach über 40 Jahren Erfahrung mit den traditionellen Neuroleptika noch nicht eindeutig zu beantworten.

- Klassische hochpotente Neuroleptika können, ohne dass zusätzliche Nebenwirkungen auftreten, unterschiedlich hoch dosiert werden; welche Dosis aber tatsächlich zur Behandlung erforderlich und sinnvoll ist, wird bis heute kontrovers diskutiert.
- Niederpotente Neuroleptika werden in der Regel lediglich zur Sedierung bzw. Schlafanbahnung verordnet; die Höhe der Dosierung kann deshalb anhand der direkten klinischen Wirkung festgelegt werden. Allerdings gelten gerade hier wegen der möglichen Vergiftungserscheinungen feste Obergrenzen.
- Bei den neueren, atypischen Antipsychotika ist der Dosierungsbereich genauer umgrenzt.

Tritt innerhalb von zwei bis drei Wochen unter der gewählten Dosierung keine Besserung ein, so kann die Dosis weiter gesteigert werden. Zeigt sich nach maximal sechs Wochen auch bei höherer Dosierung keine Besserung des Zustands, sollte das Präparat gewechselt werden. Es ist dann sinnvoll, eine Substanz aus einer anderen chemischen Gruppe zu wählen, etwa nach einem Butyrophenon (wie z.B. Haloperidol) ein Phenothiazin (wie z.B. Fluphenazin). Alternativ bietet sich natürlich auch der Wechsel auf mittelpotente Neuroleptika bzw. auf neuere Präparate an.

Wenn es unter der gewählten Dosis zur Besserung kommt, sollte diese Dosierung für etwa sechs Monate beibehalten werden (Stabilisierungsphase); in diesem Zeitraum sollte dann die Entscheidung über die Notwendigkeit einer Langzeitbehandlung getroffen werden.

Falls sich auch durch Präparatewechsel kein Therapieerfolg erzielen lässt, kann das atypische Neuroleptikum Clozapin zum Einsatz kommen. (Für Clozapin als Reservepräparat gelten nach Auflagen des Bundesinstituts für Arzneimittel und Medizinprodukte [BfArM] bestimmte Verordnungseinschränkungen!)

Verbessert sich der Zustand eines Patienten selbst dann nicht, bieten sich nach Überprüfung der Einnahmezuverlässigkeit als nächste Schritte Mehrfachkombinationen, eine Hochdosistherapie oder eventuell die Elektrokrampftherapie an. Diese Behandlungsmaßnahmen sind jedoch Kliniken vorbehalten.

Merke

Während der Behandlung mit Neuroleptika ist es notwendig, in regelmäßigen, zu Beginn kurzen Abständen bei den Patienten Blutuntersuchungen durchzuführen und insbesondere die Leukozyten und die Leberenzyme zu bestimmen. Bei Absinken der Leukozyten ist eine Verringerung der Dosierung und eine engmaschigere Kontrolle angezeigt.

Stabilisierung

Beginnen die Symptome bei einer bestimmten Neuroleptika-Dosierung abzuklingen, stellt sich die Frage nach der Weiterführung der Therapie. Sobald erste Besserungen zu verzeichnen sind, besteht oft die Tendenz, die Medikamente zu früh zu reduzieren; viele Patienten setzen die Medikation sogar ganz ab. Wichtig ist es gerade dann den Patienten zu überzeugen, dass es sinnvoll und notwendig ist, die Behandlung jetzt noch für sechs Monate in unveränderter Dosis fortzuführen **(Stabilisierungsphase)**. Im Anschluss an die Stabilisierungsphase kann die Dosis in der Regel schrittweise reduziert werden. Als Faustregel gilt, dass die angestrebte **Erhaltungsdosis** nicht kleiner als ein Fünftel der Akutdosis sein darf.

Handelt es sich um eine erstmalige Erkrankung und hat sich der Patient nach der Remission gut stabilisiert, sollte die Medikati-

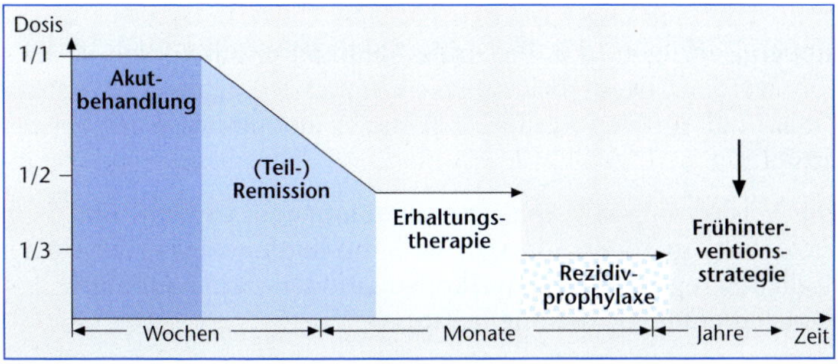

Abbildung 32: Schema zur Dosierung von Neuroleptika in verschiedenen Behandlungsabschnitten. [L 157]

on für etwa neun bis zwölf Monate beibehalten und dann unter engmaschiger Kontrolle langsam ausschleichend abgesetzt werden (siehe Abbildung 32). Danach sollte aber weiterhin ein enger ärztlicher Kontakt gepflegt werden, um mögliche Rezidive frühzeitig zu erkennen.

Langzeitbehandlung und Rezidivprophylaxe

Beim zweiten oder mehrfachen Auftreten der Erkrankung wird im Allgemeinen eine Behandlungsdauer von 2–5 Jahren vorgeschlagen. Patienten, die sehr häufig erkranken oder bei denen sich die Symptome gar nicht zurückbilden (keine Remission), benötigen eine Dauertherapie.

Depotpräparate

Für die Langzeitbehandlung bieten sich Depot-Neuroleptika an. Abhängig von der verwendeten Substanz kann dann eine Injektion in Abständen von ein bis vier Wochen die für viele Patienten lästige tägliche Tabletten-Einnahme ersetzen. Dabei sollte Folgendes berücksichtigt werden: Rein rechnerisch lässt sich zwar für jedes oral verabreichte Neuroleptikum bestimmen, welche Substanzmenge eines Depotpräparats notwendig wäre. In der Praxis ist es allerdings sinnvoller, ein bestimmtes Depotpräparat erst zu wählen, wenn der Patient bereits gut auf die orale Therapie angesprochen hat. Die Umstellung sollte überlappend erfolgen, d.h. die orale Medikation allmählich verringert werden. Denn bei einem abrupten Übergang von einem oralen auf ein Depotpräparat käme es anfangs zu einer Unterdosierung.

Die Verordnung von Depotpräparaten macht es nicht nur dem Patienten einfacher, sondern sie kann auch – wegen der erforderlichen regelmäßigen Arztkonsultationen – zur Vertiefung der Arzt-Patienten-Beziehung beitragen.

Niedrigdosierung

Die Rate der Wiedererkrankungen (Rezidive) hat sich durch die Langzeittherapie mit Depot-Neuroleptika in den letzten Jahren deutlich verringert. Da die Langzeitmedikation mit verschiedenen Nebenwirkungen, insbesondere Bewegungsstörungen (Spätdyskinesien) einhergehen kann, wurde in den letzten Jahren versucht, zur Rezidivprophylaxe nur niedrige Dosen zu verwenden. Dabei hat sich jedoch gezeigt, dass unterhalb einer gewissen Dosis (ca. ein Fünftel der Standarddosierung) kein Schutz mehr vorhanden ist und die Rezidivrate wieder zunimmt.

Grundsätzlich ist ein individuelles „Austitrieren" der (kleinstmöglichen) Neuroleptika-Dosis erforderlich. Aus Gründen der besseren Compliance ist die Depot-Medikation oder die (abendliche) Einmaldosierung zu empfehlen.

Orale Gabe

Bei der Langzeittherapie mit einem oral verabreichten Neuroleptikum/Antipsychotikum sollte heute den atypischen Neuroleptika (z.B. Amisulprid, Olanzapin, Risperidon) der Vorzug gegeben werden. Die atypischen Neuroleptika weisen eine deutlich niedrigere Rate an extrapyramidal-motorischen Nebenwirkungen auf, sind besser wirksam bei einer häufig vorhandenen Minussymptomatik, sie verbessern affektive und kognitive Symptome stärker als konventionelle Neuroleptika und erhöhen insgesamt die Lebensqualität. Diesen eindeutigen Vorteilen steht als Nachteil der Kostenfaktor gegenüber. Doch bei Berücksichtigung der indirekten Krankheitskosten (z.B. durch mangelnde Compliance, Rehospitalisierungsraten u.a.) sind atypische Neuroleptika unter volkswirtschaftlichen Gesichtspunkten letztlich nicht teurer als konventionelle Neuroleptika.

Stellenwert im Gesamtbehandlungskonzept

Eine Langzeitmedikation bzw. Rezidivprophylaxe mit Neuroleptika hat im Sinne eines „Stress-Puffers“ grundlegende Bedeutung für die Rehabilitation vieler schizophrener Patienten. In Langzeitstudien zeigte sich allerdings, dass neben der medikamentösen Behandlung mit Neuroleptika auch andere Therapiestrategien eine wesentliche Rolle spielen, um das Rückfallrisiko zu senken. So wurde in den letzten Jahren vermehrt versucht, die Familien schizophrener Patienten in die Therapie einzubeziehen. Denn wie es scheint, kann das **„Familienklima“** (Art des Umgangs mit dem Kranken) entscheidend daran mitwirken, ob es – auch unter Neuroleptikaschutz – zu einer erhöhten Rate von Rückfällen kommt (Modell der „Expressed Emotions“).

Bewährt haben sich auch so genannte **psychoedukative Gruppen**, in denen Patienten und Angehörige im Umgang mit der Krankheit und ihrer Behandlung geschult werden, wodurch die Compliance beträchtlich gesteigert werden kann. Für die erfolgreiche Rehabilitation schizophrener Patienten ist deshalb ein Gesamtbehandlungskonzept unverzichtbar, das soziotherapeutische, individuell psychagogische und im weiteren Sinn familientherapeutische Maßnahmen einschließt.

Merke

In der Behandlung der Schizophrenie sind Neuroleptika der wichtigste Baustein.
Mit Neuroleptika lassen sich akute Krankheitszustände behandeln und auch einem Wiederauftreten der Symptomatik helfen sie vorzubeugen.
In der Langzeitbehandlung besitzen Depot- und atypische Neuroleptika einen hohen Stellenwert.

5.5 Nebenwirkungen und Gegenanzeigen

Die Nebenwirkungen und Gegenanzeigen werden nachfolgend getrennt zuerst für die „klassischen“ und danach für die „neueren“ Neuroleptika/Antipsychotika beschrieben.

„Klassische“ Neuroleptika

Die wichtigsten unerwünschten Wirkungen der klassischen Neuroleptika sind in Tabelle 27 zusammengefasst.

Tabelle 27: Nebenwirkungen von Neuroleptika

Relativ häufige Nebenwirkungen	Relativ seltene Nebenwirkungen
extrapyramidal-motorische Störungen	Blutbildveränderungen
Müdigkeit, reduzierte Konzentrationsfähigkeit	epileptische Anfälle
Gewichtszunahme	
vorübergehende Leberfunktionsstörungen	

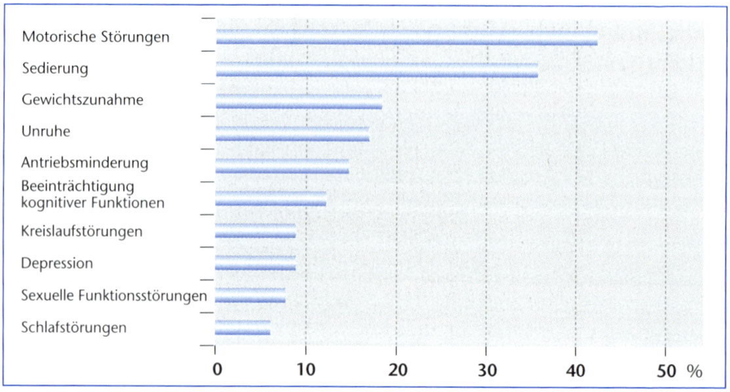

Abbildung 33: In Bezug auf die Lebensqualität relevante Neuroleptika-Nebenwirkungen aus Patientensicht. [L 157]

Extrapyramidal-motorische Symptome

Sie gehören zu den wichtigsten und am meisten beeinträchtigenden Nebenwirkungen hochpotenter Neuroleptika und können zu Beginn der Behandlung in Form von **Frühdyskinesien** bei etwa 10–30% der Patienten auftreten. Es kommt dabei (akut) zu Verkrampfungen der mimischen (Gesichts-)Muskulatur, der Zungen-/Schlundmuskulatur, zu Blickkrämpfen und Bewegungsstörungen im Bereich der Hals- und Armmuskula-

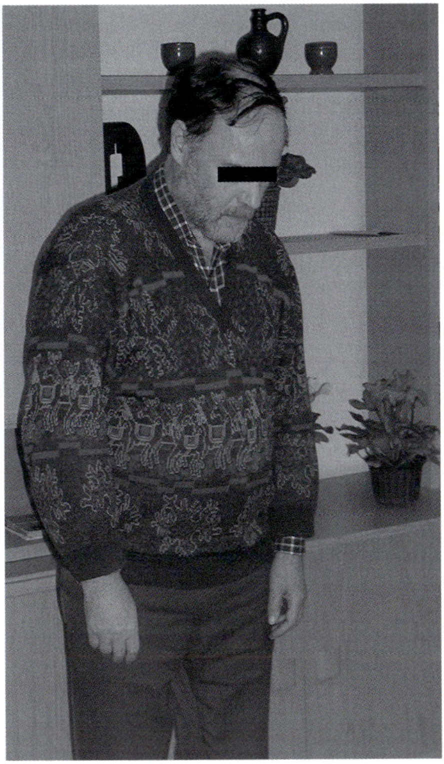

Abbildung 34: Eingeschränkte motorische Beweglichkeit (ähnlich wie bei Parkinson-Krankheit) ist eine mögliche Neuroleptika-Nebenwirkung. Sie sollte durch Wahl eines patientengerechten Medikaments und adäquate Dosierung verhindert werden. [M 100]

tur. Diese harmlosen, aber außerordentlich beeinträchtigenden, oft plötzlich auftretenden Nebenwirkungen verschwinden sofort, wenn man ein Anticholinergikum (z.B. Biperiden [Akineton®]) gespritzt bekommt oder einnimmt. Für den Bedarfsfall sollten Patienten daher zu Beginn einer Neuroleptika-Behandlung solche „Gegenmittel" zur Verfügung haben. Offenbar gibt es individuelle Unterschiede in Bezug auf die Neigung (Disposition) zu derartigen Frühdyskinesien; bei vielen Patienten treten sie nie auf, bei manchen schon nach ganz geringen Neuroleptika-Dosen.

Die zweite wichtige extrapyramidal-motorische Nebenwirkung ist das durch Neuroleptika bedingte **Parkinson-Syndrom**, das sich durch folgende Symptome bemerkbar macht: eingeschränkte motorische Beweglichkeit mit Verlust der Mitbewegungen, kleinschrittiger Gang, erhöhte Muskelspannung, Tremor, Speichelfluss und Salbengesicht (Mediziner sprechen von der so genannten Parkinson-Trias: Tremor, Rigor, Akinese). Die Häufigkeit, mit der es auftritt, hängt von der Dosierung, der Wirkungsstärke des Neuroleptikums und der individuellen Disposition des Kranken ab. Ein Parkinson-Syndrom entwickelt sich nach etwa 10-tägiger Behandlung und bildet sich ebenfalls durch die Gabe eines Anticholinergikums (z.B. Biperiden [Akineton®]) zurück.

Als dritte Nebenwirkung kann es im Laufe einer längeren Neuroleptika-Behandlung zu einer **Sitz-** und/oder **Bewegungsunruhe (Akathisie/Tasikinesie)** kommen. Diese Nebenwirkung zwingt dazu, die Dosis zu verringern oder das Präparat zu wechseln. Manchmal kann auch ein Therapieversuch mit einem Benzodiazepin unternommen werden.

Die vierte Form der extrapyramidal-motorischen Nebenwirkungen wird als **Spätdyskinesie (tardive Dyskinesie)** bezeichnet. Ihre Symptome sind typischerweise so unauffällig (diskret), dass sie vom Patienten zumeist gar nicht bemerkt werden: unwillkürliche Zuckungen, vor allem im Bereich der Mund- und Gesichtsmuskulatur, seltener auch bizarr gestörte Körperbewegungen und Verkrampfungen der Atemmuskulatur. Betroffen sind vorwiegend ältere Patienten und Kranke mit hirnorganischer Vorschädigung. Spätdyskinesien müssen leider bislang als meist unveränderbare Komplikationen einer Neuroleptika-Langzeitbehandlung angesehen werden. Als Ursache vermutet man eine Überempfindlichkeit der Dopamin-Rezeptoren. Deshalb muss alles getan werden, um erste Anzeichen früh zu erkennen (Test: „Zunge ruhig halten"). Man kann versuchen, auf ein anderes Präparat zu wechseln, manchmal hilft vorübergehend eine Erhöhung der Neuroleptika-Dosis (!). Die Neuroleptika dürfen keinesfalls abrupt abgesetzt werden; Anticholinergika wie Akineton® sind wirkungslos. Eine kurzfristige Besserung ist manchmal durch die Gabe eines Benzodiazepins zu erreichen, auch ein Versuch mit Clozapin (z.B. Leponex®) oder Tiaprid (Tiapridex®) kann unternommen werden. Wichtigste Vorsichtsmaßnahme bleibt die regelmäßige Überwachung eines mit Neuroleptika behandelten Patienten, vor allem aber die niedrigstmögliche Dosierung der Neuroleptika.

Blut-, Haut-, Augen- und Leberveränderungen

Wichtig sind mögliche Auswirkungen der Neuroleptika auf das Blutbildungssystem. Neben vorübergehenden Schwankungen der Leukozytenzahl kann es – äußerst selten – zu einer ernsteren Komplikation in Form der Agranulozytose kommen, insbesondere bei trizyklischen Neuroleptika und dem atypischen Neuroleptikum Clozapin. Wie oben beschrieben, sind deshalb regelmäßige Blutbildkontrollen unter der Behandlung mit Neuroleptika angezeigt.

Gelegentlich können allergische Hautreaktionen auftreten, bei manchen Patienten ist unter Phenothiazinen eine vermehrte Lichtempfindlichkeit (Photosensibilisierung) zu beobachten, sodass von Sonnenbädern und dem Besuch von Solarien abzuraten ist. In einigen Fällen ist es zu Pigmentablagerungen an Hornhaut und Linse des Auges gekommen; bei einer Dauerbehandlung mit Phenothiazinen empfiehlt sich eine Augenhintergrundkontrolle in etwa halbjährlichen Abständen.

Nebenwirkungen können auch im Bereich der Leber und des Gallengangsystems auftreten; ein vorübergehender Anstieg der Leberenzyme sowie Fälle von Gelbsucht sind beschrieben. Bei sedierenden, schwachpotenten Neuroleptika kann es in Einzelfällen zur Ausbildung von Thrombosen (in Bein- und Beckenvenen) kommen, insbesondere wenn die Patienten bettlägrig sind, an Venenerkrankungen leiden und/oder Ovulationshemmer einnehmen.

Zentralnervöse, vegetative und psychische Nebenwirkungen

Große epileptische Anfälle können bei Patienten mit vorgeschädigtem Gehirn, bei Behandlung mit zu hohen Dosen oder zu rascher Dosissteigerung sowie bei abruptem Absetzen hoher Neuroleptika-Dosen auftreten. Bei zu rascher Dosissteigerung sind auch akute delirante Syndrome möglich.

Von praktischer Bedeutung sind vegetative Nebenwirkungen wie (leichte) Blutdrucksenkung und Pulsbeschleunigung (Kreislauflabilität), Sekretionsstörungen der Speichel- und Schweißdrüsen sowie (selten) Blasenentleerungsstörungen, die bevorzugt bei niederpotenten Neuroleptika auftreten.

Schließlich sei noch auf psychische Nebenwirkungen der Neuroleptika hingewiesen. Viele Patienten klagen über Müdigkeit und Störungen der Konzentrationsfähigkeit. Die Abgrenzung von therapeutisch nicht gewünschter Sedierung einerseits und krankheitsbedingten Denkstörungen andererseits ist hier nicht immer einfach. Nach längerfristiger Behandlung mit Neuroleptika können depressive Verstimmungszustände auftreten. Ob es sich dabei um eine arzneimittelbedingte Depression handelt oder um eine Erscheinung, die zur eigentlichen Krankheit gehört und nach Abklingen der akuten Symptomatik bestehen bleibt, ist umstritten. In der Praxis empfiehlt es sich, die Neuroleptika möglichst zu reduzieren oder auf ein atypisches Neuroleptikum umzustellen. Falls dies nicht zum Erfolg führt, kann die Kombinationstherapie mit einem Antidepressivum erwogen werden.

Erst in den letzten Jahren wurde systematischer erforscht, welche Nebenwirkungen auf das Hormonsystem Neuroleptika bei langfristiger Anwendung haben können. Möglich sind Störungen des Menstruationszyklus, eine Dämpfung des Geschlechtstriebs (Libido), Potenzstörungen sowie ein leichtes Milchtröpfeln aus der Brustdrüse (Galaktorrhö). Dies dürfte auf die erhöhte Freisetzung des Laktationshormons Prolaktin unter Neuroleptika-Einfluss zurückzuführen sein.

Außerdem beklagen manche Patienten die sehr lästige Nebenwirkung, dass ihr Appetit gesteigert ist und sie infolgedessen an Gewicht zunehmen.

Gegenanzeigen für „klassische" Neuroleptika sind akute Vergiftungen mit zentral-dämpfenden Pharmaka und Alkohol. Vorsicht ist angezeigt bei vorbestehenden organischen Hirnschäden, Blut- und Herz-Kreislauf-Erkrankungen.

Neuere Neuroleptika/Antipsychotika

Die häufigsten Nebenwirkungen der neueren Antipsychotika inklusive Clozapin sind in Tabelle 28 aufgelistet. Hierbei ist zu berücksichtigen, dass sich einige Substanzen erst seit kurzer Zeit im Handel befinden bzw. vor der Zulassung in Deutschland stehen, sodass möglicherweise noch nicht alle potenziellen Nebenwirkungen bekannt sind. Hier bleiben die Ergebnisse der breiteren Anwendung noch abzuwarten. Als Hauptvorteil der neueren Neuroleptika/Antipsychotika wie Amisulprid, Olanzapin, Risperidon und Sertindol ist die im Vergleich zu den „klassischen" Neuroleptika deutlich niedrigere Rate extrapyramidal-motorischer Nebenwirkungen anzusehen.

Tabelle 28: Typische Nebenwirkungen der neueren Antipsychotika

Amisulprid	Schlaflosigkeit, Agitiertheit
Clozapin	Orthostase, Sedierung, Obstipation, Gewichtszunahme, Speichelfluss (selten, aber gefährlich: Agranulozytose, epileptische Anfälle, Delir)
Olanzapin	Gewichtszunahme, Schläfrigkeit, Schwindelgefühl, Mundtrockenheit
Quetiapin	Mundtrockenheit, Schwindel, Tachykardie
Risperidon	Schlaflosigkeit, Agitation, Angstzustände, Kopfschmerzen
Sertindol	Hypotonie, verstopfte Nase, vermindertes Ejakulationsvolumen, Mundtrockenheit, Somnolenz, QT-Verlängerung
Ziprasidon	Kopfschmerzen, Schläfrigkeit, Übelkeit

Merke

Neuroleptika können zwar zahlreiche Nebenwirkungen verursachen, doch nur sehr wenige sind als schwerwiegend zu bezeichnen. Durch Verringerung der Dosis, Wechsel auf ein anderes Präparat oder ergänzende Gabe von speziellen Medikamenten können die meisten Nebenwirkungen gut behandelt werden.

5.6 Einzelpräparate

Die Tabelle 29 zeigt eine Übersicht der zur Zeit erhältlichen Neuroleptika. Die Substanzen sind in alphabetischer Reihenfolge aufgelistet. Zu beachten ist, dass die angegebenen Höchstdosen nur für die stationäre Behandlung gelten und dass die Dosierung immer individuell festgelegt werden muss!

Tabelle 29: Neuroleptika

Substanzen	Handelspräparate
Amisulprid	Solian®
Darreichungsformen:	Tbl. 100/200/400 mg
Dosierung:	300–900 mg
Benperidol	Glianimon® (D) u.a.
Darreichungsformen:	Tbl. 2/4/5/10 mg; Tr. 1 ml = 20 Tr. = 2 mg Amp. 2 mg /2 ml
Dosierung:	3–30 mg
Bromperidol	Impromen® (D), Tesoprel® (D)
Darreichungsformen:	Tbl. 5 mg; Tr. 1 ml = 20 Tr. = 2 mg
Dosierung:	5–20 mg (morgendl.) Einmalgabe möglich

Tabelle 29: Fortsetzung

Substanzen	Handelspräparate
Chlorpromazin	Propaphenin® (D)
Darreichungsformen:	Tbl. 25 mg; Tr. 1 ml = 20 mg Amp. 50 mg/2 ml
Dosierung:	25–600 mg
Chlorprothixen	Truxal® (A, CH, D) u.a.
Darreichungsformen:	Drg. 15/50/100 mg Saft 1 ml = 20 mg; Amp. 50 mg/1ml
Dosierung:	50–800 mg
Clozapin	Leponex® (A, CH, D) u.a. – Verordnung an spezielle Auflagen gebunden
Darreichungsformen:	Tbl. 25/50/100/200 mg ; Amp. 50 mg/2 ml
Dosierung:	25–700 mg
Flupentixol	Fluanxol® (A, CH, D) u.a.
Darreichungsformen:	Drg. 0,5/2/5 mg Tr. 1 ml = 50 mg (1 Tr. = 1 mg) Depotpräparat 2% 20 mg /1 ml, 10% 100 mg/1 ml
Dosierung:	oral 5–30 mg Depot-Spritze 2–3-wöchig 20–100 mg
Fluphenazin	Dapotum® (A, CH, D), Lyogen® (A, CH, D), Omca® (D), Lyorodin® (D)
Darreichungsformen:	Drg.: 1 mg (Omca®); 3/6 mg (Lyogen® retard) Tbl.: 1/4 mg (Lyogen®); 5 mg (Dapotum®) Tr.: 1 ml = 4 mg (Dapotum®); 1 ml = 2,5 mg (Lyogen forte®) Amp.: 5 mg/1 ml (Lyogen®); 10 mg/1 ml (Dapotum® acutum) Depot-Präparate: 2,5 mg/1 ml (Dapotum® D 2,5) 12,5 mg/0,5 ml, 25 mg/1 ml, 100 mg/1 ml (Lyogen®-Depot, Dapotum® D)

Tabelle 29: Fortsetzung

Substanzen	Handelspräparate
	50 mg/0,5 ml (Lyogen®-Depot, Dapotum® D) 25 mg/2 ml (Lyorodin® Depot)
Dosierung:	3–40 mg; Depot-Spritze 2–3-wöchig 12,5–50 mg
Fluspirilen	Imap® (CH, D) u.a.
Darreichungsformen:	Amp. 2 mg/1 ml; Amp. 1,5 mg/0,75 ml
Dosierung:	2–12 mg/Woche
Haloperidol	Haldol®-Janssen (A, CH, D), Sigaperidol® (CH, D), duraperidol® (D), Buteridol® (D), Haloneural® (D), haloper® (D)
Darreichungsformen:	Tbl. 1/2/4/10/12/20 mg Tr.: 1 ml = 20 Tr. = 2 mg; 1 ml = 20 Tr. = 10 mg (Haldol®-Janssen forte, Buteridol® forte, Sigaperidol® forte); Amp. 5 mg/1 ml Depotpräparate 50 mg/1 ml, 150 mg/3 ml (Haldol®-Janssen Decanoat)
Dosierung:	3–60 mg Depot-Spritze 3–4-wöchig 50–150 mg
Levomepromazin	Neurocil® (D), Tisercin® (D) u.a.
Darreichungsformen:	Tbl. 25/50/100 mg; Tr. 1 ml = 40 Tr. = 40 mg Amp. 25 mg/1 ml
Dosierung:	75–600 mg
Melperon	Eunerpan® (D) u.a.
Darreichungsformen:	Drg. 10/25/50/100 mg; Amp. 50 mg/2 ml Liquidum 1 ml = 5 mg
Dosierung:	50–400 mg Bei Erregungszustand 1–2 Amp. i.m.
Olanzapin	Zyprexa®
Darreichungsformen:	Tbl. 2,5/5/7,5/10 mg; Lösung 5 mg/ml; Velotab 5/10 mg
Dosierung:	5–30 mg

Tabelle 29: Fortsetzung

Substanzen	Handelspräparate
Perazin	Taxilan® (D) u.a.
Darreichungsformen:	Drg. 25/100 mg; Tbl. 100/200 mg Tr. 1 ml = 22 Tr. = 44 mg; Amp. 50 mg/2 ml
Dosierung:	75–600 mg
Perphenazin	Decentan® (A, D) u.a.
Darreichungsformen:	Tbl. 4/8 mg; Tr. 1 ml = 20 Tr. = 4 mg Depotpräparat 100 mg/1 ml (Amp./Injektionsfl.)
Dosierung:	8–64 mg; Depot-Spritze 14-tägig 100–200 mg
Pimozid	Orap® (A, CH, D), Antalon® (D)
Darreichungsformen:	Tbl. 1/4 mg (Orap®); Tbl. 2 mg (Antalon®)
Dosierung:	1–16 mg
Pipamperon	Dipiperon® (CH, D)
Darreichungsformen:	Tbl. 40 mg; Saft 1 ml = 4 mg
Dosierung:	120–360 mg
Promazin	Protactyl® (D), Sinophenin® (D)
Darreichungsformen:	Drg. 25/50/100 mg (Protactyl®) Tbl. 25 mg (Sinophenin®) Suspension 1 Teel. = 5 ml = 50 mg (Protactyl®) Tr. 1 ml = 20 mg (Sinophenin®) Amp. 50 mg/1 ml, 100 mg/2 ml (Protactyl®) 20 mg/2 ml (Sinophenin®)
Dosierung:	50–1200 mg
Promethazin	Atosil® (D), Eusedon mono® (D) u.a.
Darreichungsformen: 20 mg	Drg. 10/25/50/100 mg; Tr. 1 ml = 20 Tr. = Sirup 1 ml = 1 mg (Atosil®) 1 ml = 5 mg (Eusedon® mono) Amp. 50 mg/2 ml
Dosierung:	50–1200 mg

Tabelle 29: Fortsetzung

Substanzen	Handelspräparate
Prothipendyl	Dominal® (A, D)
Darreichungsformen:	Drg. 40 mg; Tbl. 80 mg; Tr. 0,5 ml = 10 Tr. = 25 mg Amp. 40 mg/2 ml
Dosierung:	80–480 mg
Quetiapin	Seroquel®
Darreichungsform:	Filmtbl. 25/100/200/300 mg
Dosierung:	100–750 mg
Risperidon	Risperdal® (A, CH, D)
Darreichungsformen:	Filmtbl. 0,5/1/2/3/4 mg; Lösung 1 ml = 1 mg
Dosierung:	4–8 mg
Sertindol	Serdolect® (gegenwärtig ruht die Zulassung)
Darreichungsformen:	Tbl. 4/12/16/20 mg
Dosierung:	12–24 mg
Sulpirid	Dogmatil® (A, CH, D), neogama® (D), Meresa® (A, D), Arminol® (D), u.a.
Darreichungsformen:	Kps. 50 mg; Tbl. 100/200 mg; Saft 1 ml = 5 mg (Dogmatil®); Liquidum 1 ml = 5 mg (neogama®) Amp. 100 mg/2 ml (Dogmatil®, neogama®) Amp. 100 mg/3 ml (Meresa®) nur i.m.
Dosierung:	300–1600 mg
Thioridazin	Melleril® (A, CH, D), u.a.
Darreichungsformen:	Drg. 10 mg (Melleretten®); Drg. 25/100 mg Tbl. 30/200 mg (retard), Tbl. 25/50/100/200 mg Tr. 1 ml = 30 Tr. = 30 mg (Melleril®)
Dosierung:	75–700 mg

Tabelle 29: Fortsetzung

Substanzen	Handelspräparate
Triflupromazin	Psyquil® (A, CH, D)
Darreichungsformen:	Drg. 10/25 mg; Supp. 70 mg Amp. 10 mg/1 ml, 20 mg/1 ml
Dosierung:	50–300 mg
Ziprasidon	Zeldox®
Darreichungsformen:	Kps. 20/40/60/80 mg
Dosierung:	80–160 mg
Zotepin	Nipolept® (A, D)
Darreichungsformen:	Drg. 25/50/100 mg
Dosierung:	75–450 mg
Zuclopenthixol	Ciatyl® (D), Ciatyl®-Z-Acuphase, Ciatyl®-Z-Depot (D)
Darreichungsformen:	Tbl. 2/10/25 mg; Tr. 1 ml = 20 Tr. = 20 mg Depot-Amp. 200 mg/1 ml Acuphase-Amp. 50 mg/1 ml, 100 mg/2 ml
Dosierung:	2–75 mg; Depot-Spritze 2-wöchig 100–300 mg; Acuphase 50–200 mg, 3-Tage-Wirkung

6 Antidementiva und Nootropika

6.1 Definition

Bei dieser Gruppe handelt es sich um Arzneimittel, die auf das zentrale Nervensystem (ZNS) einwirken und bestimmte Hirnfunktionen wie Gedächtnis, Konzentrations-, Lern- und Denkfähigkeit verbessern sollen. Sie finden auf dem weit gefächerten Gebiet der Hirnfunktionsstörungen Verwendung. Wichtigste Zielgruppe sind geriatrische (Alters-)Patienten, bei denen psychopathologische und neurologische Störungen vorliegen. Diesem chronischen hirnorganischen Psychosyndrom, das häufig auch mit dem Begriff „Demenz“ bezeichnet wird, können vielfältige Krankheitsprozesse zugrunde liegen. Früher nahm man an, dass diese Störungen Folge einer Minderdurchblutung des Gehirns sind („Arterienverkalkung“), heute weiß man, dass Abbauprozesse von Neuronen (Nervenzellen) die häufigste Ursache darstellen.

6.2 Demenzen

Häufigkeit

Mit etwa 60% ist die Demenz vom Alzheimer-Typ (DAT), bei der degenerative Hirnveränderungen im Vordergrund stehen, die häufigste Form (siehe Abbildung 35 und 36). Ihr folgen mit ca. 20% die gefäßbedingten Demenzen (Demenz des vaskulären Typs, DVT) bzw. Multiinfarkt-Demenzen (MID) und mit gleichfalls ca. 20% Mischformen und sekundäre Demenzen. Letztere sind Folge einer anderen körperlichen Erkrankung (z.B. Vitaminmangel, Schilddrüsenerkrankung, Infektionen). Diesen Formen kommt aufgrund der guten Behandlungsmöglichkeiten besondere Bedeutung zu.

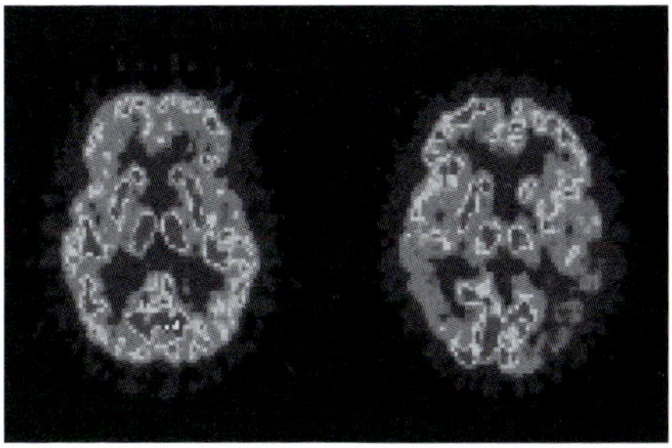

Abbildung 35: Hirnatrophie (Hirngewebeschwund) infolge der Alzheimer-Krankheit. [J 666]

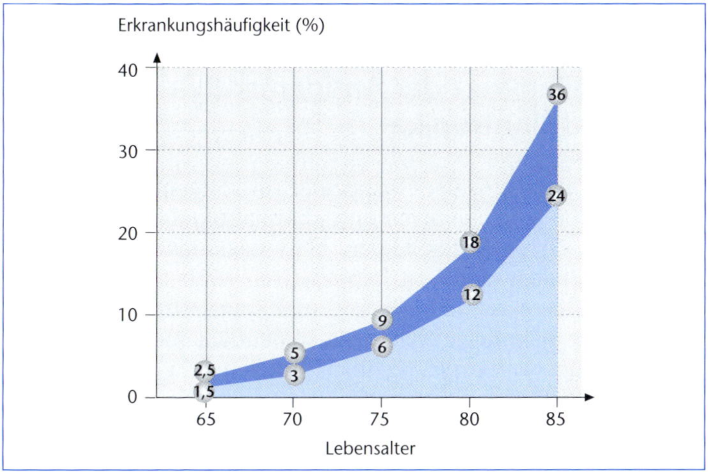

Abbildung 36: Zunahme der Alzheimer-Krankheit und sonstiger Demenzen mit dem Lebensalter. [L 157]

An einer Demenz erkranken etwa 5–10% der über 65-Jährigen. Bei den über 85-Jährigen liegt die Erkrankungshäufigkeit schon bei 20–30%. Angesichts der steigenden Lebenserwartung und der gleichzeitig – aufgrund sinkender Geburtenzahlen – überproportionalen Zunahme alter Menschen wird die Alzheimer-Krankheit in Zukunft noch wesentlich zunehmen.

Krankheitsbild und Behandlung

Trotz vielfältiger Bemühungen bedeutet diese Diagnose derzeit noch, dass die Krankheit chronisch fortschreitet, wenig beeinflussbar ist und innerhalb von fünf bis zehn Jahren zum Tode führt. Hervorstechende Merkmale sind Gedächtnisstörungen, Verwirrtheit und Orientierungsstörungen. Die Krankheit führt über kurz oder lang zu völliger Hilfs- und Pflegebedürftigkeit.

Heute versucht man mit Hilfe eines Behandlungsmodells, das den kombinierten Einsatz von Medikamenten, Bewegungstherapie und Gedächtnistraining vorsieht, das Fortschreiten der Krankheit zu bremsen. Zielvorgaben für die Therapie sind, die Alltagskompetenz und Lebensqualität zu erhalten und die Pflegebedürftigkeit so lange wie möglich hinauszuzögern.

6.3 Stellenwert der Antidementiva und Nootropika

Die Medikamente aus der Gruppe der Antidementiva und Nootropika stellen eine chemisch und pharmakologisch sehr unterschiedliche Gruppe dar, deren Wirkmechanismen teilweise noch nicht belegt, sondern hypothetisch sind. In erster Linie werden Einflüsse auf den Energie- und Transmitterstoffwechsel des Gehirns diskutiert. Neben einer deutlich messbaren Vigilanzerhöhung (Verbesserung der Wachheit bzw. Konzentrationsfähigkeit) wird auch vermutet, dass diese Medikamente den Schutz vor zellschädigenden toxischen Substanzen (Radikale) verbessern könnten. Die heute verfügbaren Substanzen gegen Demenzen ermöglichen keine ursächliche Behandlung (kausale Therapie), zumal die Ursachen für die Abbauprozesse im Gehirn noch immer nicht bekannt sind. Vielmehr erzielen Antidementiva ihre Wirkung, indem sie Folge- und Begleiterscheinungen der zellulären Abbauprozesse vorübergehend bzw. teilweise ausgleichen. Doch dieser Effekt wird mit Fortschreiten der Krankheit allmählich wieder aufgezehrt. Die Wirkung dieser Medikamente ist daher zwangsläufig begrenzt und vorübergehend.

Trotzdem ist ein therapeutischer Nihilismus, der verneint, dass eine Behandlung überhaupt sinnvoll ist, nicht angebracht. Bereits ein Stillstand der Symptome über einen gewissen Zeitraum ist angesichts der Schwere des Krankheitsbildes als Behandlungserfolg zu werten. Wichtig ist zu wissen, dass der Erfolg der medikamentösen Therapie umso größer ist, je früher sie begonnen wird und je geringer der Schweregrad der Erkrankung ist. Eine Therapie mit Antidementiva erst in einem weit fortgeschrittenen Stadium der Demenz zu beginnen, ist weitgehend ineffektiv.

6.4 Behandlung

Die Behandlung sollte über einen ausreichend langen Zeitraum durchgeführt werden, in der Regel mindestens drei Monate. Gerade im Hinblick auf die Compliance des Patienten und seiner Angehörigen ist eine Aufklärung über diesen Punkt besonders wichtig. Lässt sich nach dieser Zeit keine Wirkung erkennen, sollte die Gabe des Medikaments beendet oder eventuell ein Versuch mit einer anderen Substanz begonnen werden.

Die Auswahl eines geeigneten Antidementivums scheint bei der unübersichtlichen Vielzahl der auf dem Markt vorhandenen Substanzen auf den ersten Blick eher schwierig zu sein. In den Tabellen 30a und 30b werden die als Antidementiva und Nootropika verwendeten Substanzen aufgeführt. Für einen großen Teil dieser Medikamente fehlt bis heute der wissenschaftliche Beweis einer antidementiven Wirkung (Tabelle 30b). Bei ihnen handelt es sich überwiegend um nootrope Substanzen im herkömmlichen Sinn, die, wenn überhaupt, eher bei vaskulären Demenzformen zur Anwendung kommen sollten. Ein Einsatz bei der Alzheimer-Demenz dürfte weniger sinnvoll sein.

Merke

Aktivierende Nootropika wie z.B. Piracetam nicht abends einnehmen!

Tabelle 30a: Vom Bundesinstitut für Arzneimittel und Medizinprodukte (BfArM) als geeignet bewertete Nootropika und nach dem Arzneimittelgesetz bzw. europäischer Zulassung zugelassene Antidementiva

Substanz	Handelsname	Wichtige unerwünschte Wirkungen
Chemisch definierte Wirkstoffe		
Dihydroergotoxin (Co-dergocrin)	Hydergin® u.a.	Hypotonie, Schwindel
Donepezil	Aricept®	Magen-Darm-Beschwerden
Galantamin	Reminyl®	Magen-Darm-Beschwerden
Memantin	Akatinol® u.a.	Schwindel, Unruhe
Nicergolin	Sermion® u.a.	Hypotonie, Schwindel
Nimodipin	Nimotop® (A, CH, D)	Hypotonie
Piracetam	Nootrop® (D) u.a.	Unruhe
Pyritinol	Encephabol® (A, CH, D) u.a.	Magen-Darm-Beschwerden, Unruhe
Rivastigmin	Exelon®	Magen-Darm-Beschwerden
Tacrin	Cognex®	Magen-Darm-Beschwerden, Leberenzymanstieg
Phytotherapeutikum		
Ginkgo biloba	Tebonin® (A, D) u.a.	allergische Hautreaktionen, Kopfschmerzen (sehr selten)

Tabelle 30b: Antidementiva/Nootropika, die vom Bundesinstitut für Arzneimittel und Medizinprodukte (BfArM) nicht positiv bewertet sind

Substanz	Handelsname
Bencyclan	Fludilat® (CH, D)
Cinnarizin	Cinnacet® (A, D) u.a.
Cyclandelat	Natil® (D) u.a.
Meclofenoxat	Helfergin® u.a.

Tabelle 30b: Fortsetzung

Substanz	Handelsname
Moxaverin	Certonal® (D) u.a.
Nikotinsäurederivate	Complamin® (A, CH, D) u.a.
Organpräparate	Actovegin® (A, CH, D) u.a.
Vincamin	Cetal® (A, CH, D) u.a.
Vinpocetin	Cavinton® (A, D)
Viquidil	Desclidium® (D)

6.5 Antidementiva und Nootropika in der Übersicht

Eine Kommission des Bundesinstituts für Arzneimittel und Medizinprodukte (BfArM) hat im Zuge der Nachzulassung von Medikamenten Substanzen kritisch auf ihre Anwendung bei Demenzerkrankungen überprüft, was bei einigen Substanzen zu so genannten positiven Aufbereitungsmonografien geführt hat. Dies bedeutet, dass solche Antidementiva als wirksam in der Therapie von Hirnleistungsstörungen bewertet werden (Tabelle 30a). Hinzu kommt ein pflanzliches Präparat (Ginkgo). Allerdings ist dabei zu beachten, dass die gesetzlichen Anforderungen an den Wirksamkeitsnachweis für chemisch definierte und phytotherapeutische Arzneimittel unterschiedlich sind.

Für einen **Ginkgoextrakt** liegen aktuell drei Studien an Patienten mit Alzheimer- und vaskulärer Demenz sowie zu altersbedingten Gedächtnisstörungen vor. In zwei dieser Studien wurde eine Verbesserung der Hirnleistungs- (kognitiven) Defizite gefunden. In einer jüngst veröffentlichten Untersuchung (randomisierte, placebokontrollierte Doppelblindstudie) zur Behandlung der Demenz und altersbedingter Gedächtnisstörungen mit diesem Ginkgoextrakt konnte allerdings kein klinisch relevanter Effekt der Medikation gesichert werden.

Memantin ist ein Medikament mit Wirkung auf das Glutamat-System, das vor einer pathologischen Erhöhung der Glutamat-Konzentration im Gehirn schützen soll. Memantin ist zur Behandlung verschiedener Demenzen zugelassen, in mehreren Studien ließ sich eine signifikante Überlegenheit von Memantin gegenüber Placebo nachweisen.

Speziell für die Behandlung der Alzheimer-Krankheit zugelassen sind **vier Antidementiva** (Tacrin, Donepezil, Rivastigmin, Galantamin).

Vermutete Wirkungsweise

Grundlage ist der Befund, dass sich im Gehirn von Alzheimer-Patienten eine frühzeitige und ausgeprägte Verminderung des Gehalts an Acetylcholin findet. Dieser chemische Botenstoff ist von Bedeutung für die Aufmerksamkeit sowie Lern- und Gedächtnisleistungen. Ausgehend davon wurde die Hypothese entwickelt, die Gedächtnisstörungen bei Demenz beruhten auf einer durch Acetylcholin bedingten (= cholinergen) Störung. Die Hypothese, dass letztlich die verminderte Bildung von Acetylcholin entscheidend für die Symptomatik der Demenz ist, stellt die pharmakologische Basis für den Einsatz dieser neuen Antidementiva dar. Ihr Wirkprinzip ist eine Blockade des Enzyms Acetylcholinesterase, um das Acetylcholin-Defizit auszugleichen.

Tacrin gilt als das erste spezifische Alzheimer-Medikament, ist aber mit häufigen charakteristischen gastrointestinalen Nebenwirkungen behaftet. Bei ca. 50% der Patienten kommt es zu deutlichen Erhöhungen der Leberenzym-Werte, die engmaschige Laborkontrollen erforderlich machen. Ein weiterer Nachteil der Substanz ist die kurze Halbwertszeit, weshalb Tacrin viermal pro Tag eingenommen werden muss. Mittlerweile sind mit **Donepezil** (Aricept®), **Galantamin** (Reminyl®) und **Rivastigmin** (Exelon®) weitere spezifische Antidementiva zugelassen worden, die wesentlich besser verträglich zu sein scheinen und keine leberschädigenden Effekte besitzen. Sie können zwar auch wie Tacrin gastrointestinale Nebenwirkungen hervorrufen, erfordern jedoch keine engmaschigen Kontrollen der Leberwerte. Donepezil kann wegen der längeren Halbwertszeit in einer Einzeldosis pro Tag, bevorzugt abends, verabreicht werden, Galantamin und Rivastigmin werden zweimal täglich gegeben. In Tabelle 31 werden Dosierung und Einnahmehinweise zu diesen drei Antidementiva vergleichend dargestellt.

Tabelle 31: Antidementiva: Dosierung und Einnahmehinweise

	Donepezil (Aricept®)	**Rivastigmin (Exelon®)**	**Galantamin (Reminyl®)**
Dosierung	zu Beginn 1 x 5 mg, frühestens nach 1 Monat, falls notwendig, auf 1 x 10 mg steigern	zu Beginn 2 x 1,5 mg, dann alle 2 Wochen um 2 x 1,5 mg steigern bis max. 2 x 6 mg	zu Beginn 2 x 4 mg, dann alle 4 Wochen um 2 x 4 mg steigern bis max. 2 x 12 mg
Einnahmezeitpunkt	Dosis einmal täglich abends kurz vor dem Schlafengehen einnehmen	Dosis zweimal täglich mit dem Frühstück und dem Abendessen einnehmen	Dosis zweimal täglich mit dem Frühstück und dem Abendessen einnehmen

In klinischen Studien verbesserten die neuen Substanzen nicht nur die kognitiven Leistungen, sondern bewirkten auch, dass die Fähigkeit der Patienten, mit ihrem Alltag zurecht zu kommen, länger erhalten blieb. Pflegebedürftigkeit trat später ein und eine Heimunterbringung konnte deutlich hinausgeschoben werden. Allerdings stellen auch diese Medikamente keine kausale Therapie der Alzheimer-Krankheit dar und haben letztlich nur eine befristete Wirkung von ca. ein bis zwei Jahren.

In Anbetracht des zunehmenden Stellenwertes der Gerontopsychiatrie (wenn man an die „Alterspyramide" der Bevölkerung denkt) kommt der Forschung und Entwicklung neuer, wirksamer Antidementiva in Zukunft große Bedeutung zu.

Mittel gegen das Altern?

Nootropika werden gelegentlich mit so genannten **Geriatrika** verwechselt. Darunter versteht man Arzneimittel, die zur Vorbeugung und Behandlung einer verminderten körperlichen und psychischen Leistungsfähigkeit im Alter dienen sollen. Dazu gehören etliche Phytopharmaka wie Ginseng oder Knoblauch, chemische Verbindungen wie Procain oder Lezithin, Vitamine und Spurenelemente. Typische Geriatrika sind häufig Kombinationspräparate, die pflanzliche und chemische Stoffe zusammen mit einer Palette von Vitaminen und Spurenelementen enthalten. Allen diesen Präparaten ist gemeinsam, dass im wissenschaftlichen Sinne bisher kein Nachweis für ihren therapeutischen Wert gegen das Altern erbracht wurde. Abgesehen davon ist wohl generell anzuzweifeln, ob eine Beeinflussung des sehr wahrscheinlich genetisch determinierten Alterns eines Individuums überhaupt möglich ist.

7 Entzugs- und Entwöhnungsmittel

Bei der Pharmakotherapie von Abhängigkeiten muss man zwischen der Behandlung von Entzugssymptomen und der pharmakologischen Unterstützung der Entwöhnung unterscheiden. Beim Entzug handelt es sich um eine zeitlich begrenzte Erscheinung; dementsprechend darf die Pharmakotherapie auch nur kurzfristig erfolgen. Die Möglichkeiten, eine Entwöhnungsbehandlung pharmakologisch zu unterstützen, wurden in den letzten Jahren deutlich und viel versprechend erweitert. Zwar ist auch bei der Entwöhnungsbehandlung von einer zeitlichen Begrenzung auszugehen, doch erstreckt sich die Therapie in der Regel über einen mehrmonatigen Zeitraum.

7.1 Alkoholentzug und -entwöhnung

Missbrauch und Abhängigkeit von Alkohol stellen ein großes medizinisches und sozialpolitisches Problem dar; etwa 8–10% der Bevölkerung sind alkoholkrank. Chronischer Alkoholkonsum kann zu zahlreichen Organschäden führen, nicht nur im Nervensystem.

Behandlung von Entzugssyndromen

Bei leichteren Entzugssyndromen können insbesondere sedierende Antidepressiva, Benzodiazepine oder sedierende Neuroleptika eingesetzt werden. Allerdings ist zu beachten, dass Antidepressiva und Neuroleptika möglicherweise die Krampfschwelle herabsetzen, während bei den Benzodiazepinen das Risiko einer Abhängigkeitsentwicklung besteht. Alternativ können Patienten, die früher bereits Krampfanfälle hatten, mit Carbamazepin behandelt werden. Grundsätzlich gilt jedoch, dass leichtere Entzugssyndrome nicht vorschnell und nicht zu lange pharmakologisch behandelt werden sollten.

Unabdingbar ist eine pharmakologische Behandlung, wenn schwere Entzugserscheinungen wie z.B. ein Delir auftreten. Hier findet nach wie vor **Clomethiazol** (Distraneurin®) breite Verwendung; bei manchen Symptomen kann zusätzlich auch **Clonidin** eingesetzt werden.

Entwöhnung

Im Rahmen der Alkoholentwöhnung bestand früher lediglich die Möglichkeit, **Disulfiram** einzusetzen. Seit einigen Jahren steht mit Acamprosat ein Medikament zur Verfügung, das nach bisherigem Kenntnisstand nicht nur wesentlich wirksamer, sondern auch deutlich besser verträglich ist und das in Kombination mit Alkohol keine schwerwiegenden Nebenwirkungen zeigt.

Einzelsubstanzen

Acamprosat

Acamprosat (Campral®) ist eine neu entwickelte Substanz zur medikamentösen Unterstützung bei der Entwöhnungsbehandlung, um Rückfällen in die Alkoholabhängigkeit vorzubeugen. Neurobiochemisch wirkt Acamprosat als Gegenspieler des Glutamats; klinisch verringert es das Verlangen nach Alkohol („Anti-Craving"-Mittel) und führt dadurch zu einer erhöhten Abstinenzrate bzw. verringerten Rückfallquote.

Die Substanz wird unmittelbar nach Abschluss der Entgiftungsbehandlung verordnet. Üblicherweise beträgt die Dosis je nach Körpergewicht 4–6 Tabletten (à 333 mg) pro Tag. Empfohlen wird gegenwärtig eine Behandlungsdauer von etwa einem Jahr, wobei die psychotherapeutische Betreuung noch darüber hinaus fortgeführt werden soll.

Nach den bislang vorliegenden Erfahrungen ist das Präparat gut verträglich und hat keine sedierende Wirkung. Das Mittel selbst erzeugt keine Abhängigkeit. Als unerwünschte Wirkungen wurden Diarrhöen, Störungen der Libido sowie Juckreiz (Pruritus) beobachtet.

Acamprosat ist nicht zur Behandlung des Entzugs geeignet. Seine rückfallverhütende Wirkung hält nur so lange an, wie das Präparat eingenommen wird.

Clomethiazol

Clomethiazol (Distraneurin®) ist von seiner chemischen Struktur mit Thiamin (Vitamin B_1) verwandt und zeichnet sich durch vielfältige Wirkungen aus. Die Substanz besitzt sedierende, antikonvulsive und hypnotische Eigenschaften.

Distraneurin® ist in verschiedenen Darreichungsformen im Handel: als Kapseln oder als Mixtur. Wenn möglich, sollte die orale Medikation vorgezogen werden. Bei hoher Dosierung, wie sie bei schweren Prädelirien und Delirien erforderlich ist, muss zur Infusionstherapie übergegangen werden. Die parenterale Anwendung ist jedoch Kliniken vorbehalten, da das therapeutische Risiko bei der nicht einfach zu handhabenden Infusionstherapie deutlich steigt. Überdosierungen können zum Kreislaufkollaps mit Atemstillstand führen.

Nebenwirkungen von Clomethiazol bei oraler Einnahme sind Magenbeschwerden, Brennen in Hals und Nase (Nies- und Hustenreiz), tränende Augen, Blutdrucksenkung und allergische Hautreaktionen. Absolute Kontraindikationen sind nicht bekannt. Eine Kombination mit anderen psychotrop wirkenden Substanzen, insbesondere Hypnotika und Alkohol, sollte nicht erfolgen, da es zu einer unkontrollierbaren Steigerung von Wirkungen und Nebenwirkungen kommen kann. Wegen der Gefahr des Missbrauchs und der Abhängigkeit sollten Alkoholiker und andere suchtgefährdete Personen nicht länger als 8–14 Tage mit dieser Substanz behandelt werden.

Clonidin

Clonidin (z.B. Paracefan®) wurde ursprünglich in der inneren Medizin zur Hochdruckbehandlung eingesetzt. In der genannten Handelsform ist die Substanz mittlerweile zur Behandlung der Symptome sympathoadrenerger Überaktivität (Tremor, Tachykardie, Hypertonie, Schwitzen, Unruhe, Tachypnoe) im

Rahmen des akuten Alkoholentzugssyndroms zugelassen; die alleinige Gabe von Clonidin (Monotherapie) ist nicht ausreichend zur Delirbehandlung. Der Einsatz darf nur unter intensivmedizinischen Maßnahmen erfolgen.

(Eine weitere Indikation in der Psychiatrie ist das akute Opiat-Entzugssyndrom).

Disulfiram

Disulfiram (Antabus®) wird zur medikamentösen Alkoholentwöhnung eingesetzt. Es handelt sich um eine Substanz, die das Enzym Aldehydoxidase blockiert und dadurch die Oxidation von Acetaldehyd zu Essigsäure und damit den Abbau des Äthylalkohols hemmt. Wird unter der Disulfiram-Therapie Alkohol getrunken – es genügen schon wenige Gramm – reichert sich Acetaldehyd im Blut an und es kommt zu vegetativen Unverträglichkeitsreaktionen mit Übelkeit, Brechreiz, Schwindel, Hautrötung („flush") mit Hitzegefühl, Herzjagen (Tachykardie) und Blutdruckabfall; im Extremfall kann ein Schock mit Atemlähmung auftreten.

Nebenwirkungen (ohne gleichzeitige Alkoholzufuhr) sind Müdigkeit, Kopfschmerzen, Übelkeit, Schwindelgefühl, Nervenentzündung (Polyneuritis) und psychotische Episoden. Disulfiram ist kontraindiziert bei Diabetes, schwerer Herz- und Kreislaufschwäche, schweren Leber- und Nierenfunktionsstörungen, Schlaganfall, Schilddrüsenüberfunktion und Psychosen.

In den ersten Tagen wird täglich 1 g verabreicht, anschließend alle zwei bis drei Tage 0,2–0,5 g.

Gegenwärtig spielt Disulfiram praktisch keine Rolle mehr in der medikamentösen Entwöhnungsbehandlung, da mit Acamprosat eine besser verträgliche und auch wirksamere Substanz zur Verfügung steht.

Merke

Zur Behandlung des Alkoholentzugs stehen verschiedene Medikamente zur Verfügung, mit denen auch schwere Krankheitserscheinungen wie Delirien behandelt werden können.
Bei der Entwöhnungstherapie können neben den bisher bevorzugten psychotherapeutischen Maßnahmen mittlerweile auch gut verträgliche Mittel zur medikamentösen Unterstützung eingesetzt werden.

7.2 Drogenentzug, -entwöhnung und Substitutionsbehandlung

Der Konsum von Drogen ist historisch betrachtet ein sehr altes Phänomen, in allen Kulturen verbreitet und oft auch religiös gefärbt. Während ältere Drogen vorwiegend aus Pflanzen gewonnen wurden, nimmt in den letzten Jahren der Anteil synthetischer, im Labor hergestellter Drogen zu.

Häufig konsumiert werden gegenwärtig vor allem Drogen wie Cannabis, Heroin, Kokain und Ecstasy, die in unterschiedlichem Maße zu körperlicher und/oder psychischer Abhängigkeit führen, sodass es bei Beendigung ihres Gebrauchs zu charakteristischen Entzugssymptomen kommt.

Behandlung von Entzugssymptomen

Leichtere Entzugssymptome können – wie beim Alkoholentzug – insbesondere durch sedierende Antidepressiva, Benzodiazepine und sedierende Neuroleptika behandelt werden, psychotische Zustände auch durch hochpotente Neuroleptika wie Haloperidol.

Bei einem akuten Entzugssyndrom von Opiatabhängigen kann **Clonidin** eingesetzt werden. Diese Substanz (ein so genannter zentraler Alpha-2-Adrenozeptor-Agonist) führt zu einer Verminderung der peripheren Sympathikusaktivität und daher zu einer Dämpfung der vegetativen Entzugssymptome. Anfangs werden bei oraler Medikation dreimal täglich 0,1 mg eingenommen, als Tageshöchstdosis 0,8 mg in 4 Einzeldosen. Intravenös können 0,15–0,4 mg/Tag verabreicht werden. Die Substanz muss ausschleichend abgesetzt werden.

Entwöhnung mit Naltrexon

Als medikamentöse Hilfe bei der Entwöhnung kann Opiatabhängigen die Substanz Naltrexon verordnet werden.

Wirkungsweise

Naltrexon (Nemexin®) verhindert, dass Morphin und andere Opiate bzw. Opioide sich an die Opiatrezeptoren binden. Dadurch blockiert es deren Wirkungen, wie z.B. Euphorie, Verengung der Pupillen (Miosis) und Abhängigkeitsentwicklung. Eingesetzt wird die Substanz bei Opiatabhängigen als „Hilfe zur Nüchternheit"; das bedeutet, dass mit Naltrexon behandelte Opiatabhängige, wenn sie erneut Opiate wie Heroin nehmen, keine typischen Opiateffekte wie etwa Euphorie verspüren. Umgekehrt führt die Gabe von Naltrexon bei nicht entgifteten Opiatabhängigen zu schweren Entzugssyndromen. In Deutschland ist die Substanz seit 1990 für die medikamentöse Unterstützung einer psychotherapeutisch-psychologischen Entwöhnungsbehandlung vormals Opiatabhängiger zugelassen (Voraussetzung ist eine vorangegangene Entgiftung).

In einer Reihe klinischer Studien zeigte sich, dass durch eine Behandlung mit Naltrexon bei einem Teil der Patienten sowohl der Gebrauch von Opiaten, vor allem Heroin, als auch das „Craving" nach Drogen deutlich vermindert werden konnten. Allerdings waren die Abbruchraten in vielen Studien sehr hoch. Die Akzeptanz oder Durchhaltequote liegt meist zwischen 10 und höchstens 40%. Naltrexon eignet sich im Wesentlichen zur Rückfallprophylaxe in Fällen, in denen die Heroinabhängigkeit nicht länger als sechs Jahre bestand, sowie bei Drogenabhängigen, die hoch motiviert sind. Nicht indiziert ist es dagegen bei Langzeitkonsumenten oder mehrfach Abhängigen (Polytoxikomanen).

Durchführung der Behandlung

Wichtig ist, dass eine Behandlung mit Naltrexon erst begonnen werden darf, wenn der Patient mindestens sieben bis zehn Tage opiatfrei ist (zur Überprüfung: Narcanti®-Test und Urinkontrolle). Angewendet werden meist 50 mg täglich, wobei wegen der lang anhaltenden Blockade der Opiatrezeptoren durch Naltrexon (72–108 Std.) auch eine Gabe von 100 oder 150 mg alle zwei bis drei Tage möglich ist. Die Substanz erwies sich als gut verträglich. Als häufigste Nebenwirkungen treten Schlafstörungen, Nervosität und Unruhe, Durchfall, Erbrechen und andere Magen-Darm-Beschwerden auf.

Da Naltrexon, vor allem in höherer Dosierung, zu einer Erhöhung der Lebertransaminasen führen kann, sind regelmäßige Kontrollen der Leberfunktionswerte empfehlenswert.

Substitutionsbehandlung

Eine weitere Möglichkeit der Behandlung besteht in der so genannten Substitutionstherapie. Sie spielt in Form der Methadon-Gabe gegenwärtig lediglich bei der Therapie von stark Opiatabhängigen eine Rolle, denen das Methadon kontrolliert als Ersatz für illegale Drogen gegeben wird. Indikation und Durchführung dieser Therapie sind entsprechend an strenge Auflagen gekoppelt. Obwohl Methadon selbst stark abhängigkeitserzeugend ist, hat die Substitutionstherapie aber wohl einen deutlich positiven Einfluss auf die psychosoziale Integration von Opiatabhängigen. Als alternative Behandlungsmöglichkeit wird neuerdings Buprenorphin (Subutex®) eingesetzt.

Merke

Oberstes Ziel bei der Behandlung von Drogenabhängigen ist ihre völlige Freiheit von der abhängigkeitserzeugenden Substanz. Bei Drogenentzug und -entwöhnung bedarf es häufig neben psychotherapeutischen Maßnahmen auch einer kurz dauernden medikamentösen Unterstützung.
Für schwer Abhängige kommt als Alternative die Substitution mit Methadon in Betracht.

7.3 Raucherentwöhnung

Weltweit rauchen insgesamt über eine Milliarde Menschen; das sind mehr als 30% der Weltbevölkerung im Alter über 15 Jahre. Erhebungen in Deutschland ergaben, dass sich mehr als ein Viertel der Bevölkerung (Jugendliche und Erwachsene) als Raucher einstufte. Der überwiegende Teil (mehr als 96%) gab an, regelmäßig bzw. täglich zu rauchen, die Gelegenheitsraucher fielen kaum ins Gewicht. Männer rauchen öfter als Frauen, aber der Anteil der rauchenden Frauen wächst. Regelmäßig geraucht wird vor allem bis zum 40. Lebensjahr, danach verringert sich der Anteil der Raucher mit zunehmendem Alter. Es fällt auf, dass ein relativ hoher Prozentsatz schon in jungen Jahren regelmäßig zu rauchen beginnt. Dabei ist es leider eine Tatsache, dass sowohl das Risiko einer dauerhaften Gewöhnung als auch das Risiko einer körperlichen Schädigung umso höher ist, je früher mit dem Rauchen begonnen wird. Häufig sind Alkoholkonsum und Rauchen miteinander kombiniert. So trinken drei von vier jugendlichen Rauchern regelmäßig oder gelegentlich Alkohol; bei den Nichtrauchern sind es nur halb so viele.

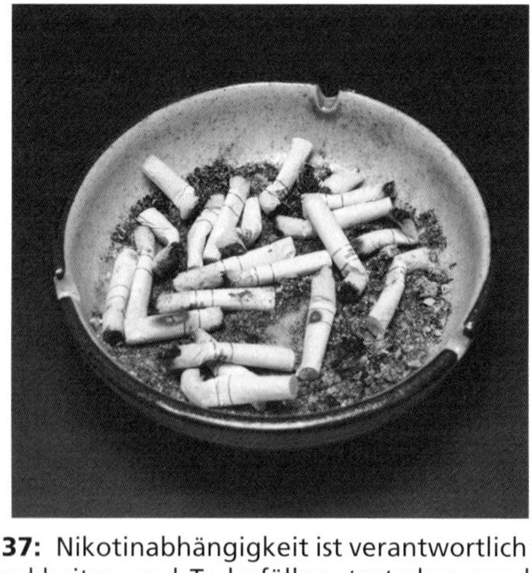

Abbildung 37: Nikotinabhängigkeit ist verantwortlich für eine Vielzahl von Krankheiten und Todesfällen, trotzdem rauchen weltweit mehr als 1 Milliarde Menschen. [J 666]

Gefahren des Rauchens

Häufigkeit

Konsum und Abhängigkeit von Tabak(rauchen) sind für eine Vielzahl von Krankheiten und Todesfällen verantwortlich. Nach Schätzungen der Weltgesundheitsorganisation (WHO) starben 1995 weltweit mehr als drei Millionen Menschen an den Folgen des Tabakkonsums. Im Jahre 2020 werden es, sofern die Entwicklung anhält, über 10 Millionen Todesfälle pro Jahr sein. Mehr als ein Drittel aller Todesfälle im Alter zwischen 35 und 69 Jahren in den Industrieländern soll durch Rauchen verursacht sein. Vermutet wird auch, dass die Lebenserwartung eines Rauchers um acht Jahre kürzer als die eines Nichtrauchers ist. Zu den typischen Raucherkrankheiten mit Todesfolge zählen Herz-Kreislauf-Erkrankungen, Schlaganfälle sowie Atemwegs- und Krebserkrankungen. Man schätzt, dass Rauchen die Ursache für 80–90% der Todesfälle infolge einer chronisch-obstruktiven Atemwegserkrankung sowie für 80–90% aller Krebserkrankungen von Lunge, Mundhöhle, Kehlkopf und Speiseröhre ist.

Rauchen ist nicht nur schädlich für das Zellwachstum, die Gefäße, die Atemwege und das Herz-Kreislaufsystem. Tabakschadstoffe greifen auch massiv in die Fortpflanzungsfähigkeit ein und führen zu Menstruationsstörungen, Unfruchtbarkeit und Impotenz. Tabakrauch enthält über 4000 verschiedene Stoffe, doch gesundheitsschädigend sind in erster Linie Teer und Kohlenmonoxid.

Nikotinwirkung

Entscheidend für die Abhängigkeitsentwicklung bei Rauchern ist der Bestandteil Nikotin im Tabak. Nikotin ist eine psychoaktive Substanz, deren Suchtpotenzial vergleichbar ist mit dem harter Drogen wie Kokain oder Heroin. Nikotin gelangt nach Inhalation des Rauches sehr schnell (innerhalb von Sekunden) in das zentrale Nervensystem (ZNS) und wirkt sich dort stimulierend aus. Es werden unter anderem bestimmte Überträger- oder Botenstoffe, wie z.B. Adrenalin, Noradrenalin und Dopamin, freigesetzt und dadurch kommt es zu einem Gefühl gesteigerter Aufmerksamkeit und Energie sowie verringerter Stressanfälligkeit mit nachlassender Anspannung und Aggressivität. Bei längerem Rauchen stellt sich ein Gewöhnungseffekt ein, die Empfindlichkeit der Neurorezeptoren nimmt ab. Um trotzdem die gleiche Wirkung zu erreichen, muss also mehr geraucht bzw. tiefer inhaliert werden. Sinkt die Konzentration der genannten Botenstoffe im Gehirn, treten sehr schnell Entzugserscheinungen auf, z.B. Nervosität, Reizbarkeit, Kopfschmerzen, Schlafstörungen, Konzentrationsschwäche und Kreislaufbeschwerden. Diese versuchen Raucher durch den Griff zur nächsten Zigarette umgehend zu beseitigen. Das größte Problem ist jedoch das starke Verlangen („Craving“) nach erneutem Nikotingenuss, das ca. 24 Stunden nach einem Rauchstopp seinen Höhepunkt erreicht.

Nikotinabhängigkeit wird von der WHO (im Diagnose-Index ICD-10) als Krankheit eingestuft. Man schätzt, dass in der deutschen Bevölkerung ca. 15% zu dieser Kategorie zählen. Die besondere Schwierigkeit bei der Entwöhnung von Rauchern besteht darin, dass es nicht nur die Nikotinabhängigkeit, sondern auch das abhängige Verhalten in den Griff zu bekommen gilt. Durch die Gewohnheit, sich vor oder in bestimmten Situationen eine Zigarette anzuzünden, und das Gefühl, sich selbst zu belohnen (psychischer Belohnungseffekt), wird Rauchen zu einem zwanghaften Verhalten, aus dem „auszusteigen“ nur mit großen Schwierigkeiten möglich ist. Nach Schätzungen der WHO wollten sich 1998 etwa 30 Millionen Europäer das Rauchen abgewöhnen – und mehr als 90% scheiterten daran. Die Entzugserscheinungen, das starke Verlangen nach Nikotin und nicht zuletzt die meist deutliche Gewichtszunahme veranlassen häufig zu einem Rückfall.

Methoden der Raucherentwöhnung

Rauchern, die „aufhören“ wollen, stehen verschiedene Möglichkeiten zur Verfügung. Viele versuchen es erst einmal auf eigene Faust. Allerdings hat die so genannte Schlusspunktmethode (ab einem festen Zeitpunkt keine Zigarette mehr anzurühren) leider nur selten anhaltenden Erfolg. Maximal 5% der Raucher schaffen es auf diese Weise. Durch professionelle Verfahren zur Raucherentwöhnung steigen die Chancen für eine langfristige Abstinenz deutlich. Tabelle 32 gibt einen Überblick über die einzelnen Methoden und deren Erfolgsquoten nach einem Jahr.

Bei der Raucherentwöhnung führt Akupunktur kurzfristig zu hohen Erfolgsquoten von 80–90%. In einer Untersuchung zum Langzeiterfolg konnten diese Zahlen allerdings nicht bestätigt werden, denn der Prozentsatz lag nach einem Jahr mit ca. 8% nicht viel höher als die mit eigener Willenskraft erreichte Quote von etwa 5% bei der „Schlusspunktmethode". Auch suggestive Verfahren wie die Hypnose scheinen nur eine zeitlich begrenzte Wirkung zu besitzen; außerdem fehlen ausreichend kontrollierte Studien. Ein Nachteil der Akupunktur- wie auch der Hypnose-Behandlung von Rauchern ist vermutlich, dass nicht gelernt wird, selbstständig Situationen mit hoher Rückfallgefahr zu meistern. Bei einer Verhaltenstherapie lernt der Raucher typische Situationen zu kontrollieren, um nicht wieder in Versuchung zu geraten, und kann dadurch seine Einstellung zum

Tabelle 32: Erfolgschancen verschiedener Verfahren zur Raucherentwöhnung

Methode	Erfolgsquote (1 Jahr nach Therapie)
Nichtmedikamentöse Verfahren	
Schlusspunktmethode	ca. 5%
Akupunktur	ca. 8%
suggestive Verfahren (Hypnose)	?
Verhaltenstherapie (Gruppentherapie)	15–25%
Medikamentöse Verfahren	
Nikotinsubstitution (Pflaster, Kaugummi, Nasenspray)	10–15%
Bupropion	bis zu 30% (?)
Kombinierte Verfahren	
Verhaltenstherapie + Nikotinsubstitution	bis zu 35%
Bupropion + Nikotinsubstitution	bis zu 35% (?)

Rauchen ändern und Rückfällen vorbeugen. Die Erfolgsquote liegt mit bis zu 25% deutlich höher als bei den anderen genannten Methoden. In Kombination mit Nikotinsubstitution lässt sich durch eine Verhaltenstherapie sogar in bis zu 35% der Fälle anhaltende Abstinenz nach einem Jahr erreichen.

Medikamentöse Methoden

Medikamentös kann eine Raucherentwöhnung mithilfe von Nikotinpräparaten und Bupropion erfolgen.

Nikotinpräparate

Nikotinpräparate sorgen für einen vorübergehenden Nikotinersatz (Nikotinsubstitution) und unterdrücken so Entzugssymptome. Auf diese Weise helfen sie, das Rauchverlangen zu reduzieren und die Voraussetzungen für einen größeren inneren Abstand zur Sucht zu schaffen. Bei dieser Methode wird langsam immer weniger Nikotin zugeführt, damit sich der Körper schrittweise daran gewöhnen kann, ohne Nikotin zu funktionieren. Nach der derzeitigen Datenlage scheinen alle Patienten von einer Nikotinsubstitution zu profitieren. Die Ergebnisse sind am besten, wenn die Nikotinpräparate in Kombination mit Verfahren wie der Verhaltenstherapie angewendet werden. Welche Darreichungsform (Pflaster, Kaugummi, Nasenspray) geeignet ist, muss individuell entschieden werden.

Nikotinpflaster werden auf die Haut geklebt und bewirken einen gleichmäßigen Nikotinspiegel im Körper. Ein Pflaster stellt etwa zwei Drittel des Nikotins bereit, das sonst mit Zigaretten zugeführt wird. Dies reicht in der Regel aus, um körperliche Entzugserscheinungen zu mildern. Wenn in Stresssituationen das Verlangen nach Nikotin erhöht ist, genügt dieser Nikotinspiegel jedoch nicht. Hier lassen sich die benötigten Blutspiegel mit Nikotinkaugummis oder -spray erreichen. Die Nebenwirkungen von Nikotinpräparaten ähneln naturgemäß den Wirkungen des Nikotins, z.B. aus Zigaretten, sind allerdings im Allgemeinen weniger stark ausgeprägt. Verschiedene Gegenanzeigen wie z.B. Angina pectoris, schwere Herzrhythmusstörungen oder Schlaganfall müssen beachtet werden.

Bupropion

Neuerdings ist mit Bupropion (Zyban®) ein Mittel zur Raucherentwöhnung auf dem Markt, das in den USA schon seit längerer Zeit als Antidepressivum zum Einsatz kommt. Bei Bupropion handelt es sich um einen so genannten Noradrenalin- und Dopamin-Wiederaufnahmehemmer, der eine erhöhte Konzentration dieser Neurotransmitter im Gehirn bewirkt. Die genaue Funktionsweise von Bupropion bei der Raucherentwöhnung ist noch unklar. Man vermutet, dass die Substanz ähnliche Begleitwirkungen wie Nikotin hervorruft und so wahrscheinlich das Verlangen („Craving") und die Entzugssymptome mildert. Nebenwirkungen sind relativ häufig; es gibt Berichte über Krampfanfälle, Schlaflosigkeit, Erregungszustände und paranoide Reaktionen. Vorsicht ist auch geboten bei der Kombination von Bupropion mit Psychopharmaka und verschiedenen anderen Medikamenten.

Die Therapie mit Bupropion sollte einschleichend beginnen, bis ein ausreichender Wirkstoffspiegel im Blut erreicht ist; innerhalb der ersten 8–14 Tage darf noch geraucht werden. Die Gesamttherapiedauer beträgt sieben bis neun Wochen. Parallel dazu empfiehlt sich eine Verhaltenstherapie. Bei der Behandlung mit Bupropion sind die Erfolgsquoten (nach den veröffentlichten Studienergebnissen) höher als bei der Nikotinsubstitution. Einschränkend muss allerdings gesagt werden, dass sich die Angaben zu den Abstinenzraten nach einem Jahr nur auf eine bestimmte Woche vor dem Kontrolltermin beziehen. Zur längerfristigen kontinuierlichen Abstinenz über einen Zeitraum von sechs bis zwölf Monaten fehlen die Daten. Für eine abschließende Bewertung, ob ein breiterer Einsatz des Medikaments gerechtfertigt wäre, sind noch weitere Untersuchungen erforderlich. Zur Zeit bietet sich die Substanz vor allem als Möglichkeit für Patienten an, die schon erfolglos einen Versuch mit Nikotinpräparaten beendet haben.

7.4 Gewichtsreduktion

Übergewicht ist ein Phänomen, das die Bevölkerung in den meisten Industrienationen betrifft. Praktisch die Hälfte der Erwachsenen im mittleren Lebensalter ist nach den gültigen Regeln übergewichtig. Zur Eingruppierung des Gewichts/Übergewichts bezieht man sich heute meistens auf den „body mass index“ (BMI). Er errechnet sich aus dem Körpergewicht (in kg) geteilt durch die Körperlänge (in m^2). Ein BMI unter 18,5 gilt als Untergewicht, von 18,5–25 als Normalgewicht, von 25–30 als Übergewicht und von über 30 als Adipositas. Unter Adipositas („Fettleibigkeit“) versteht man ein Übermaß an Fettgewebe.

Gefahren und Ursachen von Übergewicht

Für die Betroffenen ist Adipositas oftmals mit weitreichenden Einschränkungen im Berufs- und Privatleben verbunden. Folge- und Begleiterscheinungen von Übergewicht und Adipositas sind so genannte Zivilisationskrankheiten wie Diabetes oder Hypertonie. Generell werden Übergewicht und noch stärker die Adipositas wegen ihrer Risiken für Herz und Kreislauf mit einer erhöhten Sterblichkeit in Verbindung gebracht.

Als Ursachen eines Übergewichts können endokrinologische („hormonelle“) Störungen in Frage kommen. Viel wichtiger sind jedoch Überernährung und Bewegungsmangel. Auch genetische Faktoren spielen sicherlich eine bedeutende Rolle; manche Schätzungen gehen von bis zu 80% aus. Nicht zu vernachlässigen ist, dass Gewichtszunahme eine Nebenwirkung bestimmter Medikamente sein kann. Neben Hormonpräparaten sind hier vor allem Psychopharmaka zu nennen. Bei einigen Antidepressiva (z.B. trizyklische Antidepressiva oder Mirtazapin), Lithium und Neuroleptika (besonders die atypischen Neuroleptika wie Clozapin oder Olanzapin) kommt es im Laufe einer längerfristigen Therapie zu teilweise beträchtlichen Gewichtszunahmen. Befragungen von Patienten ergaben, dass die unerwünschten Gewichtszunahmen neben den sexuellen Funktionsstörungen die größte Belastung für die Compliance darstellten.

Gründe für eine Gewichtsabnahme

Eine erfolgreiche Gewichtsreduktion führt zu einer Verbesserung des Kohlenhydrat- und Fettstoffwechsels, mit deutlicher Senkung des Blutdrucks und verringertem Diabetesrisiko. Gleichzeitig steigen das Selbstwertgefühl und die Lebensqualität. Allerdings ist eine Gewichtsabnahme nur relevant, wenn sie mindestens 5% ausmacht und das geringere Gewicht wenigstens ein Jahr aufrechterhalten werden kann.

Hauptziele der Behandlung sind die Reduktion bzw. Besserung von Begleiterkrankungen und eine positive Beeinflussung des Gesundheits- und Essverhaltens überhaupt. Es sollten allerdings keine unrealistischen Vorgaben in Bezug auf die angestrebte Gewichtsreduktion gemacht werden. Aus präventivmedizinischer Sicht ist zur Vorbeugung von Erkrankungen eine Verringerung des Ausgangsgewichts um 10% bedeutsam. Besser als eine rasche Gewichtsreduktion, bei der häufig schnell wieder der ursprüngliche Wert erreicht oder sogar überschritten wird, ist eine langsame Gewichtsabnahme über längere Zeit. Als sinnvoll wird eine Abnahme von ca. 500 g bis 1 kg pro Woche während einer Behandlungszeit von sechs Monaten angesehen.

Vorgehensweise

Basis für jede Methode der Gewichtsreduktion ist die Umstellung der Ernährung und eine Steigerung der körperlichen Aktivitäten. Auf Einzelheiten kann im Rahmen dieses Buches nicht eingegangen werden; für Interessierte gibt es eine umfangreiche Zahl an Ratgebern und Büchern zu diesem Thema. Gruppentherapien unter medizinischer, ernährungs- und psychotherapeutischer Führung (Verhaltenstherapie) unterstützen die Maßnahmen zur Gewichtsreduktion und helfen einen Erfolg auch längerfristig zu stabilisieren. Ab einem BMI von über 30 ist laut WHO grundsätzlich eine Therapie indiziert. Ergänzend zur medikamentösen Therapie sollten dann Diät, körperliche Aktivität und eine Verhaltenstherapie in die Überlegungen einbezogen werden. Bei stark übergewichtigen Patienten mit Begleiterkrankungen kann ein modifiziertes Fasten unter stationären Bedingungen sinnvoll sein. Als letzte Wahl kommen bei schwerster

Tabelle 33: Maßnahmen zur Gewichtsreduktion

BMI (kg/m²)	< 25	25–30	> 30	> 35	> 40
Diät (fettreduziert)	+	+	+	+	+
Sport	+	+	+	+	+
Verhaltenstherapie		+	+	+	+
Pharmakotherapie			+	+	+
modifiziertes Fasten				+	+
Chirurgie					+

Adipositas auch chirurgische Eingriffe in Betracht. Tabelle 33 gibt einen Überblick über die verschiedenen Behandlungsstrategien in Abhängigkeit vom BMI.

Medikamentöse Gewichtsreduktion

Bis vor kurzem wurden zur medikamentösen Unterstützung der Gewichtsabnahme vor allem so genannte zentral wirksame Appetitzügler wie Fenfluramin und Dexfenfluramin eingesetzt. Diese Substanzen fördern die Freisetzung der Neurotransmitter Serotonin und Noradrenalin aus ihren Speichern, mussten jedoch vom Markt genommen werden, da sie zu schweren Blutdrucksteigerungen und Nebenwirkungen am Herzen führten. Andere Substanzen, wie Cathin, sind wegen ihrer mangelnden Wirksamkeit und ungünstigem Nebenwirkungsprofil stark umstritten. Es soll nicht unerwähnt bleiben, dass es durch bestimmte Antidepressiva aus der Klasse der Serotonin-Wiederaufnahmehemmer (z.B. Fluoxetin) als Begleiteffekt zu einem teilweise deutlichen Gewichtsverlust kommen kann. Zum Abnehmen sind sie in Deutschland nicht zugelassen, werden allerdings im Ausland, vor allem in den USA, häufig empfohlen.

Derzeit stehen mit Orlistat und Sibutramin zwei Substanzen zur Verfügung, deren Wirksamkeit belegt ist.

Orlistat (Xenical®) hemmt „fettspaltende“ Enzyme (Lipasen) im Darm. Dadurch bleiben ca. 30% der mit der Nahrung zugeführten Fette unverdaut und werden wieder ausgeschieden. Die

Substanz wirkt sich nicht auf das zentrale Nervensystem aus und ist deshalb für psychiatrische Patienten (mit oder ohne Psychopharmaka-Einnahme) besonders interessant. Als Nebenwirkungen können vor allem Magen-Darm-Beschwerden wie Blähungen, Bauchschmerzen und fettige Durchfälle auftreten.

Sibutramin (Reductil®) ist ein Serotonin-Noradrenalin-Wiederaufnahmehemmer und daher eigentlich den Antidepressiva zuzuordnen. Die Gewichtsreduktion durch Sibutramin wird damit erklärt, dass die Neurotransmitter Serotonin und Noradrenalin das Sättigungsgefühl steigern. Psychostimulierende Effekte und Abhängigkeitsentwicklung wie bei den Amphetaminen sind bisher nicht berichtet. Dennoch ist die Liste der Gegenanzeigen lang und ein Einsatz sorgfältig zu überlegen. Es können vielfältige Wechselwirkungen bei gemeinsamer Gabe mit anderen Medikamenten auftreten; bekannt sind vor allem Blutdrucksteigerungen und Pulserhöhungen sowie Herzrhythmusstörungen und Schlaflosigkeit. Eine abendliche Einnahme ist deshalb nicht empfehlenswert.

Grundsätzlich gilt, dass jede medikamentöse Behandlung von Übergewicht nur unterstützenden Charakter besitzt und nur als ein Baustein im Gesamtkonzept der Therapie gesehen werden sollte.

8 Sexualtherapeutika

Störungen der Sexualität sind mannigfaltig und müssen nicht unbedingt einen Krankheitswert im engeren Sinn haben. Was genau darunter zu verstehen ist, wird gesellschaftlich festgelegt und hängt zum Teil auch von den jeweiligen kulturellen und moralisch-religiösen Bedingungen ab. Eine medizinische Definition findet sich z.B. in der internationalen Klassifikation der Krankheiten (ICD), die von der WHO herausgegeben wird. Dort nehmen Störungen der Sexualität einen breiten Raum ein und werden eingeteilt in sexuelle Funktionsstörungen (z.B. Erektionsstörungen, Orgasmusstörungen, vermindertes sexuelles Verlangen etc.), Störungen der Geschlechtsidentität (z.B. Transsexualismus), Störungen der Sexualpräferenz (z.B. Exhibitionismus, Pädophilie) sowie Störungen der sexuellen Entwicklung und Orientierung.

In psychopharmakologischen Büchern spielen Sexualstörungen dagegen nur eine untergeordnete Rolle. Da bislang keine geeigneten Medikamente zur Verfügung standen, galten sie als kaum beeinflussbar. Bis vor kurzem war lediglich eine Substanz von Bedeutung, das Antiandrogen Cyproteron, das in der Behandlung von abweichendem Sexualverhalten Anwendung fand. Seit einiger Zeit steht mit Sildenafil erstmals eine Substanz zur Verfügung, die nachweislich bei Erektionsstörungen wirksam ist.

Sildenafil

Sildenafil (Viagra®) verstärkt den Blutfluss im Genitalbereich und führt damit zu einer Erektion. Die Substanz sollte etwa 1 Stunde vor einem geplanten Geschlechtsverkehr eingenommen werden, und zwar in einer Dosis von 50 mg, maximal 100 mg.

Als **Nebenwirkungen** können Magen-Darm-Beschwerden, Schwindel, Kopfschmerzen, Blutdrucksenkung sowie veränderte Farbwahrnehmung (beeinträchtigte Blau-Grün-Unterscheidung) auftreten.

Absolut **kontraindiziert** ist die gleichzeitige Anwendung von Nitraten!

Wie kaum ein anderes Medikament ist Viagra® in den letzten Jahren in den Mittelpunkt der öffentlichen Diskussion gerückt. Bei der Darstellung in den Medien wird jedoch leider allzu oft übersehen, dass es berechtigte Anwendungsbereiche für diese Substanz gibt und es sich nicht lediglich um ein „Lifestyle"-Medikament handelt.

Angesichts hoher Nachfrage stehen weitere, ähnliche Präparate in Kürze zur Verfügung.

Neuerdings ist mit **Apomorphin** eine weitere, andersartig wirkende Substanz in den Handel gelangt.

Cyproteron

Cyproteron (Androcur®) ist ein Steroidhormon mit antiandrogener und gestagener Wirkung. Es wird bei männlichen Patienten mit abnormer (abweichendes Sexualverhalten) oder krankhaft gesteigerter Sexualität (Hypersexualität) verwendet. Daneben gibt es weitere Indikationen, z.B. Prostatakarzinom, Hirsutismus oder schwere Akneformen. Die Behandlung mit Androcur® sollte bei abweichendem Sexualverhalten immer mit Einverständnis des Patienten und psychotherapeutischer Begleitung erfolgen, da die Substanz zwar die Triebstärke zu dämpfen vermag, in der Regel aber nicht die Abweichung selbst beeinflusst. Verabreicht werden täglich 100 mg. Eine Wirkung tritt frühestens nach einer Woche ein, häufig ist sie erst nach zwei bis vier Wochen zu beobachten. Meist ist eine jahrelange Behandlung erforderlich.

Nebenwirkungen von Cyproteron sind zu Beginn Müdigkeit und Antriebsverlust, eine Hemmung der Spermienproduktion – die sich nach dem Absetzen voll zurückbildet – und eine Gynäkomastie.

In jüngster Zeit stand die Substanz im Verdacht, Leberzellkarzinome beim Menschen auszulösen. Nach eingehenden Diskussionen und Untersuchungen wurden Änderungen in die Gebrauchsinformationen aufgenommen, die vor allem den Einsatz der Substanz in oralen Verhütungsmitteln betreffen. Bei Sexualabweichungen und Hypersexualität kann Cyproteron weiterhin uneingeschränkt verwendet werden. Die bisherigen klinischen Erfahrungen zeigen kein vermehrtes Auftreten von Lebertumoren beim Menschen.

Gegenanzeigen sind Leberkrankheiten, Thromboembolien, schwere chronische Depressionen, bösartige Tumoren (außer Prostatakarzinom), Schwangerschaft und Stillzeit.

Merke

Die pharmakologische Behandlung sexueller Störungen ist nur sehr begrenzt möglich; doch mittlerweile können zumindest Erektionsstörungen gezielt behandelt werden.

9 Pflanzliche Psychopharmaka (Phytopharmaka/-therapeutika)

Unter Phytopharmaka werden Fertigarzneimittel verstanden, deren wirksame Bestandteile ausschließlich pflanzlich sind. Bei Phytopharmaka handelt es sich in der Regel um komplexe Zubereitungen, die neben den eigentlichen, für die Wirkung verantwortlichen Inhaltsstoffen meist noch weitere Stoffe enthalten, die je nach Zusammensetzung des Mittels die Wirkung verändern oder beeinflussen können. Bei den Zubereitungsformen überwiegen Extrakte, das heißt Auszüge aus getrockneten Pflanzenteilen, die üblicherweise mit bestimmten Lösungsmitteln (z.B. Alkohol) hergestellt werden. Es ist deshalb einleuchtend, dass sich je nach Qualität und Art der verwendeten Pflanzenteile, des Lösungsmittels und des Extraktionsverfahrens aus ein und derselben Pflanze Zubereitungen unterschiedlicher Wirkqualität herstellen lassen.

Stellenwert

Phytotherapeutika stammen ursprünglich aus der Volksmedizin, erleben aber in jüngerer Zeit, wo „chemisch" häufig mit „schlecht und schädlich" und „pflanzlich" generell mit „gut und unschädlich" verbunden wird, eine Renaissance. Gerade in der Gruppe der Psychopharmaka nehmen Phytotherapeutika einen wichtigen Stellenwert ein. So hat die Anzahl der Verordnungen von pflanzlichen Psychopharmaka im Zeitraum von 1990 bis 2000 um mehr als 50% zugenommen. Bezogen auf die Tagesdosen betrug der Anteil der pflanzlichen Mittel an allen Psychopharmaka-Verordnungen im Jahre 2000 insgesamt 20%.

Wissenschaftliche Belege für die Wirksamkeit?

Die wissenschaftliche Basis vieler Phytotherapeutika ist bis heute unzureichend gesichert. Mittlerweile wurden zwar Studien mit pflanzlichen Psychopharmaka durchgeführt, allerdings halten sie den strengen Anforderungen an den Aufbau (Design) einer wissenschaftlichen Studie meistens nicht stand. Es gibt in der Regel auch keine konkreten Dosierungsempfehlungen, da Dosisfindungsstudien fehlen. Ein weiteres Manko ist die oft unübersichtliche Zusammensetzung vieler Fertigarzneimittel: Gemische aus verschiedenen Einzelkomponenten animieren häufig zu einer „Indikationslyrik", der jede rationale Begründung fehlt. Nicht selten sind diese Einzelbestandteile so unterdosiert, dass eine pharmakodynamische Wirkkonzentration gar nicht erst erreicht werden kann. Nicht umsonst werden derartige Präparate von vielen Fachleuten als (Pseudo-)Placebos betrachtet.

Kritische Bewertung

Im Zeitalter der so genannten Evidence-based Medicine (auf Nachweisen gründende Medizin) gelten **Wirksamkeitsnachweise** durch randomisierte, kontrollierte klinische Studien als „Goldstandard". Dieser Herausforderung müssen sich auch Phytopharmaka stellen. Sie haben allerdings das Handicap, dass ihr Einsatzgebiet meist leichte bis mittelschwere Erkrankungen sind, bei denen eine Abgrenzung zu unklaren Syndromkomplexen oder zu Befindlichkeitsstörungen oft schwer fällt. Gerade in diesem Bereich können Einflüsse von außen und Störfaktoren das Studienergebnis leicht verfälschen und den Placeboeffekt in den Vordergrund treten lassen. Das zeigte sich erst jüngst in kontrollierten klinischen Studien zur Bachblütentherapie, die bekanntlich gerade bei psychiatrischen Symptomen vielfältige Wirkungen für sich in Anspruch nimmt, jedoch nicht besser als Placebo abschnitt.

Zu fordern ist auch für Phytotherapeutika eine **Standardisierung**, also die Festlegung auf bekannte und wissenschaftlich untersuchte Inhaltsstoffe, die dann in pharmakologisch wirksamen Dosierungen angeboten werden. Leider trifft dies bisher nur für sehr wenige pflanzliche Arzneimittel zu.

Aufgrund neuerer pharmakologischer und klinischer Prüfungen sowie des Wissens aus der Erfahrungsheilkunde sind von der Kommission E beim früheren Bundesgesundheitsamt **Positiv-Monografien** (= als wirksam beurteilt) für eine Reihe von Phytopharmaka erstellt worden. Einschränkend muss allerdings erwähnt werden, dass bei der Prüfung von Phytopharmaka durch die Kommission E nicht derselbe hohe Maßstab (z.B. hinsichtlich eines Wirksamkeitsnachweises) angelegt wird wie sonst bei der Arzneistoffbeurteilung durch die anderen Kommissionen.

Bisher gibt es für folgende pflanzliche Psychopharmaka eine Positiv-Monografie der Kommission E: Baldrianwurzel, Hopfenzapfen, Johanniskraut, Kava-Kava-Wurzelstock, Lavendelblüten, Melissenblätter, Passionsblumenkraut sowie Ginkgo-biloba-Extrakt.

Unbestritten am besten wissenschaftlich gesichert – im Vergleich zu allen genannten pflanzlichen Psychopharmaka und wahrscheinlich allen pflanzlichen Arzneimitteln überhaupt – sind die Daten für Johanniskraut.

Phytotherapeutika, die speziell bei psychischen Störungen zum Einsatz kommen, eignen sich vor allem zur Behandlung leichterer psychovegetativer und psychosomatischer Störungen. Gerade bei diesen Indikationen drängen die Patienten häufig auf eine medikamentöse Therapie. Deshalb ist es wichtig, neben stark wirksamen „chemischen“ Arzneimitteln auch auf ein Sortiment nebenwirkungsarmer Mittel zurückgreifen zu können. In Tabelle 34 sind die Möglichkeiten und Grenzen der pflanzlichen Psychopharmaka aufgeführt. Werden diese Vor- und Nachteile beim Einsatz berücksichtigt, stellen Phytotherapeutika eine wertvolle Ergänzung der Psychopharmaka-Palette dar.

Im Folgenden soll auf die wichtigsten pflanzlichen Psychopharmaka – Johanniskraut, Kava-Kava und Baldrian – näher eingegangen werden.

Tabelle 34: Möglichkeiten und Grenzen der pflanzlichen Psychopharmaka

Möglichkeiten	Grenzen
Anwendung bei psychischen Störungen leichter bis mittlerer Ausprägung	bei akuten Erkrankungen und schweren psychischen Störungen nicht ausreichend wirksam
keine bis geringe Nebenwirkungen bei kurzfristigem Gebrauch	Risiken bei Langzeiteinnahme nicht erforscht
kein Suchtpotenzial	wirkungsrelevante Inhaltsstoffe und Wirkmechanismen wenig bekannt
	unübersichtlicher Fertigarzneimittelmarkt (Inhaltsstoffe, Dosierung)

9.1 Johanniskraut

Johanniskraut ist ein uraltes Arzneimittel und wurde bereits in der Antike und im Mittelalter als Arzneipflanze geschätzt. Stammpflanze ist Hypericum perforatum, eine weltweit verbreitete, gelb blühende Pflanze aus der Gattung Hypericum. Während Johanniskraut früher vor allem als Tee oder öliger Extrakt zur Anwendung kam und nie herausragende arzneiliche Bedeutung erlangte, werden heute ausschließlich alkoholische Extrakte in Form von Fertigarzneimitteln angewendet. In den letzten Jahren haben diese Präparate in der Behandlung leichter bis mittelschwerer Depressionen einen enormen Auftrieb erfahren. Heute sind in Deutschland über ein Viertel aller ärztlich verordneten Antidepressiva Johanniskrautextrakt-Präparate. Dieser Erfolg ist sicherlich zum überwiegenden Teil darauf zurückzuführen, dass die Extrakte aus dieser Pflanze eingehenden wissenschaftlichen Untersuchungen unterzogen wurden und dass für einige standardisierte und hochdosierte Präparate gute präklinische und auch klinische Daten vorliegen.

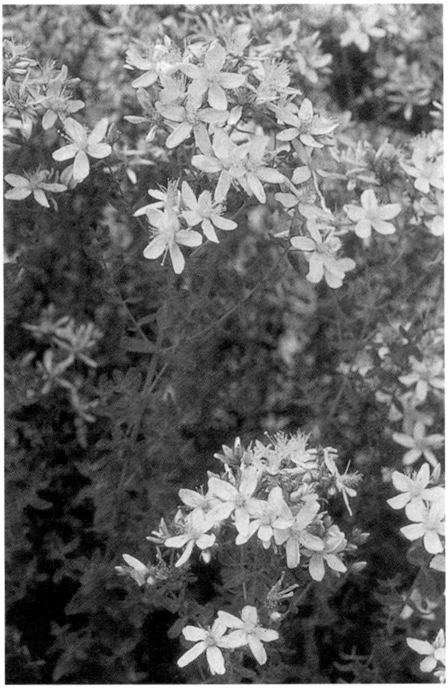

Abbildung 38: Johanniskrautextrakt-Präparate werden häufig als Antidepressiva verordnet. [O 216]

Wirkstoffe und Wirkungsweise

Johanniskrautextrakte sind ein komplexes Gemisch aus einer Vielzahl von Inhaltsstoffen, darunter vor allem Hypericine und Hyperforin. Die Hypericine galten lange Zeit als die wirksamen Inhaltsstoffe, heute weiß man, dass sie zwar zur antidepressiven Wirkung des Gesamtextraktes beitragen, aber nicht das entscheidende Wirkprinzip darstellen. Wichtiger scheint nach dem aktuellen Wissensstand das Hyperforin zu sein. Es konnte gezeigt werden, dass Johanniskrautextrakt wie die klassischen Antidepressiva einen hemmenden Effekt auf die Wiederaufnahme der Neurotransmitter Noradrenalin, Serotonin und Dopamin besitzt. Für diesen Effekt, der wesentlich für die antidepressive

Wirkung ist, scheint in erster Linie der Wirkstoff Hyperforin verantwortlich zu sein. Wenn der Extrakt nahezu frei von Hyperforin war, hatte er in klinischen Studien einen deutlich geringeren Effekt. Deshalb scheint Hyperforin eine wichtige, wenn auch nicht die allein wirksame Einzelsubstanz zu sein. Eine Vielzahl von Studien mit Johanniskrautextrakt-Präparaten ergab, dass die klinisch untersuchten Präparate bei leichten bis mittelschweren Depressionen besser wirksam sind als Placebo und möglicherweise ähnlich gute therapeutische Effekte zeigen wie die klassischen Antidepressiva.

Nebenwirkungen

Johanniskrautextrakt-Präparate sind im Allgemeinen sehr gut verträglich. Allerdings ist auf die mögliche Nebenwirkung einer verstärkten Lichtempfindlichkeit (Photosensibilisierung) hinzuweisen, die einen erhöhten Schutz vor direkter Sonneneinstrahlung erforderlich macht. Doch bei einer Therapie mit der üblichen therapeutischen Dosierung dürfte diese Nebenwirkung kein Problem sein. Schwierigkeiten in dieser Hinsicht könnten eher bei einer Überdosierung auftreten oder wenn gleichzeitig andere photosensibilisierende Medikamente angewandt werden. Neuerdings gibt es einige Berichte über klinisch bedeutsame Wechselwirkungen von Johanniskraut-Präparaten mit anderen Arzneimitteln (siehe dazu Teil I, Kapitel 3.5).

Merke

Johanniskraut-Präparate sollten nicht ohne Rücksprache mit dem Arzt oder Apotheker in Kombination mit anderen Medikamenten eingenommen werden!

Wirksame Dosierung

Es ist wichtig, dass Johanniskrautextrakt-Präparate ausreichend hoch dosiert werden. Depressive Patienten sollten daher anfangs pro Tag 900 mg eines qualitativ hochwertigen Extrakts einnehmen. Denn die meisten Studien mit wissenschaftlichem

Nachweis der Wirksamkeit wurden mit 900 mg Extrakt durchgeführt. Wünschenswert ist, dass diese Extrakte in Zukunft auf einen bestimmten Hyperforingehalt standardisiert werden. Generell gilt ein Wirksamkeitsnachweis bei pflanzlichen Arzneimittel nur für den in der jeweiligen Studie verwendeten Extrakt und für die dort untersuchte Dosierung, da viele Faktoren (z.B. Qualität der Ausgangspflanze, Art und Konzentration des Auszugsmittels) das Endprodukt und damit die klinische Wirkung beeinflussen. Aus diesem Grund ist es empfehlenswert, nur Johanniskraut-Präparate anzuwenden, deren Wirksamkeit in kontrollierten klinischen Studien nachgewiesen wurde.

Bei der Therapie mit Johanniskraut-Präparaten gelten die gleichen Regeln wie bei allen anderen Antidepressiva. Dies bedeutet auch, dass die Wirkungslatenz (bis sich ein signifikanter antidepressiver Effekt zeigt) bei Johanniskraut eher noch länger als bei den klassischen Antidepressiva ist, etwa vier bis sechs Wochen. Hinweise für die Verordnung von Johanniskraut-Extrakten finden sich in Tabelle 35.

Tabelle 35: Hinweise zur Verordnung von Johanniskraut-Extrakten

Anwendung nur bei leichten bis mittelschweren Depressionen
vor dem Wechsel auf ein anderes Präparat wegen fehlender Wirkung erst 4–6 Wochen abwarten
ausreichend hohe Tagesdosis von 900 mg Gesamtextrakt einnehmen
Aufklärung über mögliche Photosensibilisierung
Kombination mit anderen Präparaten auf mögliche Wechselwirkungen überprüfen
nur Präparate einsetzen, für die klinische Wirksamkeitsnachweise vorliegen

9.2 Kava-Kava

Kava-Kava oder Rauschpfeffer (Piper methysticum, siehe Abbildung 39) ist ein 2–3 m hoher Strauch, dessen Heimat die Inselwelt des südlichen Pazifiks ist. Die Eingeborenen dort machen sich bis heute die beruhigenden, entspannenden Eigenschaften dieser Pflanze zunutze, indem sie sie frisch zerkauen oder ein Getränk daraus herstellen.

Bei uns sind verschiedene Kava-Kava-Fertigpräparate im Handel. Diese werden entweder aus dem Wurzelextrakt gewonnen oder enthalten den isolierten Inhaltsstoff DL-Kavain. Kava-Kava-Präparate werden als „Phytotranquilizer" bei leichteren Angstzuständen therapeutisch genutzt.

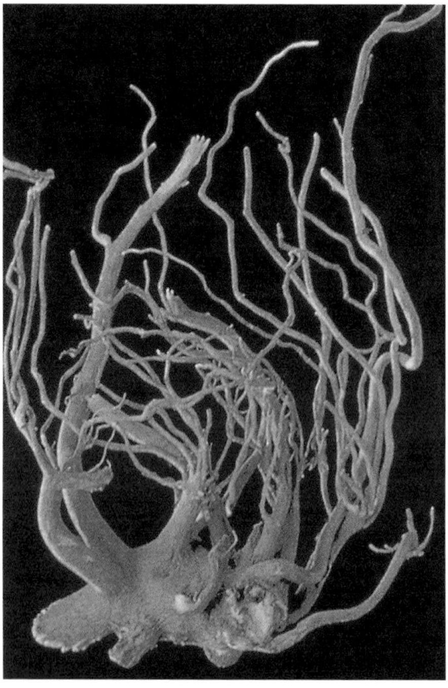

Abbildung 39: Kava-Kava. Der Wurzelextrakt kann bei leichten Angstzuständen therapeutisch genutzt werden. [V 318]

In jüngster Zeit sind Kava-Kava-Präparate in die Diskussion geraten. Hintergrund sind 24 Spontanmeldungen über Verdachtsfälle unerwünschter Arzneimittelwirkungen mit Leberbeteiligung. Kava-Kava- oder DL-Kavain-haltige Arzneimittel können offenbar schwere hepatotoxische Reaktionen auslösen, bis hin zu Hepatitis, Leberversagen und Leberzirrhose.

Es ist sehr schwierig, einen ursächlichen (kausalen) Zusammenhang zwischen den beobachteten Nebenwirkungen und der Einnahme eines Kava-Kava-Präparates herzustellen. Das Bundesinstitut für Arzneimittel und Medizinprodukte (BfArM) stuft in 18 dieser Fälle einen Zusammenhang mit Kava-Kava als wahrscheinlich oder möglich ein. Dabei scheint die Art der Aufbereitung und Herstellung der Kava-Extrakte (Auszug mit Äthanol oder Aceton) nach neuesten Erkenntnissen keinen bestimmenden Einfluss auf Art und Schwere der Nebenwirkungen zu haben.

Zum Zeitpunkt der Drucklegung dieses Buches läuft ein sog. Stufenplanverfahren des BfArM; diskutiert wird auch, die Präparate unter die Verschreibungspflicht zu stellen. Vorher soll aber den Herstellern Gelegenheit gegeben werden, zu den vorgesehenen Maßnahmen Stellung zu beziehen.

Zum jetzigen Zeitpunkt muss auf jeden Fall die Empfehlung ausgesprochen werden, bei Alkoholkonsum und Patienten mit vorgeschädigter Leber von der Einnahme von Kava-Kava-Präparaten abzuraten.

9.3 Baldrian und andere pflanzliche Sedativa

Bei Baldrian ist eine Unterscheidung zwischen mindestens zwei Haupttypen von Baldrianpräparaten unerlässlich.

Wirkstoffe und Wirkungsweise

Bei dem Baldrian, der aus der europäischen Baldrianwurzel gewonnen wird, sind die wirksamkeitsbestimmenden Inhaltsstoffe bisher nicht bekannt. Am häufigsten genannt werden die Valerensäure und ihre Abkömmlinge (Derivate). Interessanterweise sind die leicht flüchtigen Valepotriate, die lange Zeit als die eigentlich wirksamen Bestandteile angesehen wurden, zwar in der Ausgangsdroge enthalten, nicht aber in der Baldriantinktur oder im Baldrianaufguss.

Valerensäure bzw. ihre Derivate wirken im Tierversuch krampflösend und muskelrelaxierend, allerdings erst in relativ hohen Dosen. In mehreren Doppelblindstudien konnte die schlaffördernde Eigenschaft des wässrigen (Aquosum-)Extrakts bei den Versuchsteilnehmern auch im Vergleich zu Placebo nachgewiesen werden. Diese Wirkung ließ sich jedoch durch ein Schlaf-EEG nicht bestätigen, da keine Veränderungen der einzelnen Messwerte registriert wurden.

Die zweite wichtige Gruppe sind die Baldrianpräparate, die Valepotriate enthalten. Diese werden in erster Linie aus indischen und mexikanischen Baldrianarten isoliert. Im Tierversuch zeigten diese Valepotriate dämpfende Eigenschaften, was sich vor allem in einer Abnahme der Unruhe sowie der Angst und Aggressivität äußerte. Neuere Studien konnten für Valepotriate allerdings keine ZNS-Wirkungen nachweisen. Diese Baldrianpräparate können daher nicht als Hypnotika empfohlen werden, sondern allenfalls als Tagessedativa zum Einsatz kommen.

Hopfen und andere pflanzliche Sedativa

Als weitere Phytopharmaka bei Schlafstörungen finden Hopfenpräparate Anwendung. Für einen Inhaltsstoff, das leicht flüchtige Methylbutenol, konnten im Tierversuch ZNS-sedierende Effekte nachgewiesen werden. Offenbar gelangt dieser Stoff jedoch wegen seiner Flüchtigkeit bei der Herstellung weder in die Hopfenextrakte noch in die daraus gefertigten Hopfenpräparate. Weitere Inhaltsstoffe erwiesen sich in tierexperimentellen Untersuchungen in Bezug auf ZNS-sedierende Effekte als unwirksam. Auch in einer Studie an Versuchspersonen wurden keine schlafinduzierenden Effekte beobachtet.

Für **Melisse** und **Lavendel** liegen keine kontrollierten Studien vor. Die ätherischen Öle beider Pflanzen erwiesen sich im Tierversuch als sedierend und mobilitätshemmend.

Risiken

Pflanzliche Sedativa und Hypnotika sind bei kurzfristiger Einnahme praktisch nebenwirkungsfrei. Beachtet werden muss allerdings der Alkoholgehalt bei vielen flüssigen Darreichungsformen.

Problematischer ist die Langzeiteinnahme von pflanzlichen Sedativa, da es praktisch keine Prüfungen gibt, ob es durch chronische Überdosierungen zu Vergiftungserscheinungen oder Störungen der Fortpflanzungsfähigkeit kommen kann. Bekannt ist allerdings durch Laborversuche, dass Valepotriate zellschädigende (zytotoxische) und genverändernde (mutagene) Eigenschaften besitzen. Diese Wirkungen sind nach neueren Arbeiten aber nicht den Valepotriaten selbst zuzuschreiben, sondern bestimmten Stoffwechselprodukten (Metaboliten) wie dem Baldrinal. Bedenklich stimmt, dass diese Baldrinale auch bei der Herstellung von Extrakten aus der europäischen Baldrianwurzel als Abbauprodukte auftreten können. So enthielten 14 von insgesamt 52 Baldrian-Fertigarzneimitteln Baldrinale. Bei der Einnahme valepotriat- und baldrinalhaltiger Präparate ist daher Zurückhaltung angezeigt.

Geeignete Alternative?

Als pflanzliches Sedativum bei Schlafstörungen eignet sich in erster Linie die europäische Baldrianwurzel (Valeriana officinalis). Hopfen, Melisse und Lavendel können nach den derzeit vorliegenden Daten allenfalls in Kombination mit Baldrian empfohlen werden. Die schlaffördernde Wirkung von Baldrian scheint nicht sofort einzusetzen, sondern sich erst im Laufe einer mehrwöchigen Therapie zu entwickeln. Wichtig ist eine ausreichend hohe Dosierung von mindestens 450–750 mg pro Tag. Die übliche Gabe von 10–15 Tropfen Baldriantinktur zur Nacht hat allenfalls Placebocharakter. Im Vergleich zu den Benzodiazepinen und neueren Benzodiazepin-Rezeptoragonisten gibt es für die Anwendung von Baldrian- präparaten keinerlei Einschränkung, weder durch einen Rebound-Effekt noch durch Entwicklung einer Abhängigkeit oder durch klinisch relevante Nebenwirkungen. Hochdosierte Baldrianpräparate sind deshalb insbesondere bei chronischen Schlafstörungen eine interessante pflanzliche Alternative.

10 Psychostimulanzien

In die Gruppe der Psychostimulanzien werden Medikamente eingeordnet, durch die sich die psychische Aktivität (vorübergehend) steigern lässt. Diese Substanzen verbessern kurzzeitig die Leistungs- und Konzentrationsfähigkeit und können helfen, Erschöpfungszustände oder Müdigkeit zu überbrücken. Da einige von ihnen das Hungergefühl dämpfen, werden sie auch als Appetitzügler verwendet. In höheren Dosen erzeugen sie ein ausgesprochenes Wohlbefinden und euphorische Zustände. Bei regelmäßiger Anwendung führen Psychostimulanzien rasch zur Gewöhnung und Abhängigkeit.

Anwendungsgebiete

Es gibt eigentlich nur zwei Indikationen für Psychostimulanzien: ein übermäßiges Schlafbedürfnis wie bei der Narkolepsie und anderen Formen der Hypersomnie sowie das hyperkinetische Syndrom („Zappelphilipp"-Syndrom) bei Kindern.

Bei der **Hypersomnie** benötigen die Patienten mehr Schlaf als andere Personen und sind trotzdem unfähig, tagsüber längere Zeit wach und leistungsfähig zu bleiben. Eine besonders auffällige Form der Hypersomnie ist die **Narkolepsie** mit anfallsweisem Einschlafen für die Dauer von wenigen Minuten bis zu einer Viertelstunde, bei der es häufig auch noch zu einer Kataplexie kommt.

Das **hyperkinetische Syndrom** bei Kindern ist vor allem durch motorische Hyperaktivität charakterisiert – also durch starken Bewegungsdrang und das Unvermögen, still zu sitzen. Hinzu kommen Lern- und Leistungsstörungen vorwiegend in der Schule und Konzentrationsstörungen (so genanntes Aufmerksamkeitsdefizit-Syndrom = ADS).

Substanzen

Die Gruppe der Psychostimulanzien stellt keine einheitliche Substanzklasse dar. Koffein, Alkohol (in niedrigen Dosen) und Nikotin als sozial tolerierte „Genussgifte" sind hier ebenso zu nennen wie die „Modedroge" Kokain. Die meisten Medikamente dieser Substanzklasse leiten sich vom Amphetamin ab. Amphetamin ist chemisch eng verwandt mit den Katecholaminen bzw. Ephedrin und wirkt daher sympathomimetisch. Psychostimulanzien vom Amphetamin-Typ setzen zum einen gespeicherte Katecholamine frei, zum anderen wirken sie direkt auf Dopamin- und Noradrenalin-Rezeptoren. Amphetamin ist als Monopräparat zur oralen Anwendung in der Bundesrepublik Deutschland nicht im Handel. Mit den Amphetaminen verwandt sind auch Substanzen wie das Methylphenidat (Ritalin®), Amfetaminil (AN 1®), Fenetyllin (Captagon®) und Pemolin (Tradon®).

Methylphenidat und Fenetyllin unterliegen dem Betäubungsmittelgesetz. Die übrigen Substanzen, wie Amfetaminil und die Appetitzügler vom Typ des Cathins und Phenylpropanolamins sind als Nicht-Betäubungsmittel leichter zu verordnen. Pemolin darf nach dem Auftreten von Fällen eines lebensbedrohlichen Leberversagens nur noch von Fachärzten für Kinder- und Jugendpsychiatrie verordnet werden. Die Anwendung ist nur zulässig, wenn der Patient sowohl auf die Behandlung mit Methylphenidat als auch Amphetamin nicht angesprochen hat und andere Behandlungsmaßnahmen alleine nicht ausreichend sind.

Jüngst wurde eine neue Substanz, Modafinil, zur Behandlung der Narkolepsie zugelassen. Sie soll sich deutlich von anderen Psychostimulanzien wie Amphetamin oder Methylphenidat unterscheiden. Modafinil besitzt chemisch keine Amphetaminstruktur und bislang fehlen Hinweise auf euphorisierende Eigenschaften und Abhängigkeitsentwicklung.

Wohl am besten untersucht ist das Methylphenidat (Ritalin®). Angewandt wird es vor allem bei hyperkinetischen Syndromen im Kindesalter. Hier gibt es eine ganze Reihe von wissenschaftlich abgesicherten Untersuchungen zu seiner Wirksamkeit. Die Kinder sollen z.B. im Schulunterricht ruhiger, aufmerksamer, genauer und überhaupt leistungsfähiger werden. Nachteilig ist, dass die erhöhte Aufmerksamkeit nur ein kurzfristiger Effekt ist, während langfristig nicht mit einer anhaltenden Besserung bei hyperaktiven Kindern zu rechnen ist.

Nebenwirkungen

Eine Suchtgefahr ist bei hyperaktiven Kindern selbst nach mehrjähriger Behandlung mit Psychostimulanzien nicht gegeben.

Die häufigsten Nebenwirkungen sind Schlaflosigkeit bzw. Schlafstörungen und Appetitmangel. Weniger häufig treten Kopfschmerzen, Schwindel, Übelkeit, vegetative Störungen wie Tachykardie und psychische Symptome wie Ängstlichkeit, Depressivität oder Aggressivität auf. Eine ernst zu nehmende Nebenwirkung ist die Wachstumsverzögerung. Amphetamine (und somit auch Methylphenidat) haben einen deutlich hemmenden Einfluss auf das Längenwachstum, wenn sie über längere Zeit genommen werden. Aus diesem Grund sollte bei hyperaktiven Kindern, die Psychostimulanzien erhalten, das Längenwachstum überwacht und die Dosierung verringert werden, falls sich im Einzelfall das Längenwachstum vermindert. Offensichtlich hat Methylphenidat jedoch keine Auswirkungen auf die Endgröße im Erwachsenenalter.

Merke

Für alle Psychostimulanzien gilt: möglichst zurückhaltende Verschreibung.

11 Neuro-Psychopharmaka

Neben den bisher beschriebenen Substanzen gibt es noch einige Substanzklassen, die primär nicht den Psychopharmaka zugeordnet werden, die aber vielfältige Einflüsse auf psychische Funktionen haben können oder auch zur Behandlung psychopharmakabedingter Nebenwirkungen verwendet werden. Es handelt sich hierbei um die Antiepileptika, die Parkinsonmittel sowie die Gruppe der Cholinergika/Anticholinergika.

11.1 Antiepileptika

Antiepileptika sind eine chemisch sehr uneinheitliche Gruppe von Substanzen, die in unterschiedlichem Maß verhindern, dass bestimmte Formen epileptischer Anfälle auftreten (antikonvulsive Wirkung).

Antiepileptika können nach ihrer chemischen Struktur in vier Hauptgruppen und eine Reihe nicht näher klassifizierbarer Einzelsubstanzen eingeteilt werden (siehe Tabelle 36). Gegenwärtig sind zahlreiche, zum Teil neue Einzelsubstanz-(Mono-)Präparate sowie einige Kombinationspräparate im Handel. Bei einigen in der Tabelle aufgelisteten Präparaten ist zu beachten, dass sie neben den antikonvulsiven auch andere Eigenschaften besitzen und deshalb teilweise sogar vorrangig bei anderen Indikationen zum Einsatz kommen (Benzodiazepine, Barbiturate).

Tabelle 36: Antiepileptika – Gruppen und Einzelsubstanzen

Barbiturate
Barbexaclon (Maliasin®)
Phenobarbital (Luminal®, Luminaletten®, Phenaemal®, Phenaemaletten®, Lepinaletten®, Lepinal®)
Primidon (Liskantin®, Mylepsinum®, Resimatil®)
Hydantoine
Phenytoin (Epanutin®, Phenhydan®, Zentropil®)
Benzodiazepine
Clobazam (Frisium®)
Clonazepam (Rivotril®, Antelepsin®)
Diazepam (Diazepam Desitin® rectal tube, Valium® u.a.)
Nitrazepam (Dormo-Puren®, Eatan®, imeson®, Mogadan®u.a.)
Lorazepam (Tavor® pro injectione)
Succinimide/Oxazolidine
Ethosuximid (Petnidan®, Suxinutin®, Suxilep®)
Mesuximid (Petinutin®)
Einzelsubstanzen
Acetazolamid (Diamox®, Glaupax®)
ACTH (Synacthen®)
Carbamazepin (Tegretal®, Timonil®, Sirtal®, Fokalepsin® u.a.)
Chloralhydrat (Chloraldurat®, Chloralhydrat-Rectiole®)
Felbamat (Taloxa®)
Gabapentin (Neurontin®)
Kaliumbromid (DIBRO-BE mono)
Lamotrigin (Lamictal®)
Levetivacetam (Keppra®)
Sultiam (Ospolot®)
Tiagabin (Gabitril®)
Valproinsäure (Convulex®, Ergenyl®, Orfiril® u.a.)
Vigabatrin (Sabril®)

11.2 Parkinsonmittel

Parkinsonmittel sind psychopharmakologisch aus mehreren Gründen von Bedeutung: Einzelne Substanzen dieser Gruppe können zu psychotischen Störungen führen, während andere Substanzen wiederum in der Behandlung von Nebenwirkungen (insbesondere extrapyramidal-motorischen Störungen) der traditionellen Antipsychotika eingesetzt werden. Nicht unerwähnt bleiben darf auch, dass bei Parkinson-Patienten häufig psychiatrische Störungen, insbesondere Depressionen und Demenzen auftreten (Komorbidität), deren genaue Abgrenzung diagnostisch und therapeutisch Schwierigkeiten bereiten kann.

Für die Behandlung der Parkinson-Krankheit stehen gegenwärtig sechs Stoffgruppen zur Verfügung (siehe Tabelle 37).

Tabelle 37: Parkinsonmittel

Substanzklasse	Substanz	Präparat
L-Dopa-Präparate	Levodopa	Dopaflex®
	Levodopa + Decarboxylasehemmer	Madopar®, Nacom® u.a.
Dopaminagonisten	Bromocriptin	Pravidel® u.a.
	Cabergolin	Cabaseril®
	Dihydroergocryptin	Almirid® u.a.
	Lisurid	Dopergin®
	Pergolid	Parkotil®
	Pramipexol	Sifrol®
	Ropinirol	Requip®
Anticholinergika	Benzatropin	Cogentinol®
	Biperiden	Akineton® u.a.
	Bornaprin	Sormodren®
	Metixen	Tremarit®
	Pridinol	Parks 12®
	Procyclidin	Osnervan®
	Trihexyphenidyl	Artane®
MAO-B-Hemmer	Selegilin	Movergan®
NMDA-Antagonisten	Amantadin	PK-Merz®
	Budipin	Parkinsan®
	Memantin	Akatinol®
COMT-Hemmer	Entacapon	Comtess®

11.3 Anticholinergika und Parasympathomimetika (Cholinergika)

Anticholinergika

Die wichtigsten unerwünschten Wirkungen bei einer Therapie mit Neuroleptika sind die extrapyramidal-motorischen Symptome. Um diese Nebenwirkungen zu behandeln, bieten sich die Anticholinergika an. Grundlage ist, dass die neuroleptikabedingte Blockade der Dopamin-Rezeptoren zu einem Überschuss an Acetylcholin (cholinerges Übergewicht) führt und dass die Anticholinergika hier für einen Ausgleich sorgen. Auf den Umgang mit Anticholinergika wird im Kapitel Neuroleptika eingegangen.

Häufig eingesetzte Mittel sind Biperiden (Akineton®), Trihexyphenidyl (Artane®), Benzatropin (Cogentinol®), Bornaprin (Sormodren®) und Metixen (Tremarit®).

Nebenwirkungen dieser Substanzen sind vor allem vegetativer Art, wie z.B. Mundtrockenheit, Seh-(Akkommodations-)Störungen, Tachykardie und Miktionsstörungen. Wie die klinische Erfahrung zeigt, verwenden manche Patienten diese Substanzen aufgrund ihrer aktivierenden Wirkungen missbräuchlich. **Kontraindiziert** sind sie bei Glaukom, Prostataadenom und Tachyarrhythmien.

Parasympathomimetika (Cholinergika)

Vegetative Nebenwirkungen wie Mundtrockenheit, Obstipation, Harnverhaltung und Akkommodationsstörungen sind bei Neuroleptika weniger ausgeprägt als bei trizyklischen Antidepressiva. (Sie werden im Kapitel Antidepressiva näher erläutert.) Die Charakteristik dieser Nebenwirkungen macht es erforderlich, dass bei einer Therapie mit trizyklischen Antidepressiva gelegentlich Parasympathomimetika (Cholinergika) eingesetzt werden. Es handelt sich um Substanzen, die dieselben Rezeptoren wie Acetylcholin erregen.

Die wichtigsten Vertreter dieser Gruppe sind Pyridostigmin (Mestinon®), Neostigmin und Distigmin (Ubretid®). Ihr Haupteinsatzgebiet sind Atonien des Verdauungskanals und Harnverhaltung. Physostigmin (Anticholium®) gilt als Gegenmittel (Antidot) bei Überdosierungen und Vergiftungen mit Antidepressiva. Die übliche Dosierung bei Erwachsenen beginnt mit 1 Ampulle zu 2 mg, die intravenös verabreicht wird. Zu hohe Dosen von Physostigmin können durch Atropin-Gabe aufgehoben werden.

Nebenwirkungen der Parasympathomimetika sind vor allem Schweißausbrüche, Übelkeit und Erbrechen, Speichelfluss, verstärkter Harndrang und Bradykardie. Als **Gegenanzeigen** gelten Magengeschwür (Ulcus ventriculi), Schilddrüsenüberfunktion (Thyreotoxikose), Herzinsuffizienz, Herzinfarkt und Asthma bronchiale.

Anhang

Merkblätter zur Patientenaufklärung

- ❏ Aufklärung über unerwünschte Wirkungen der verordneten Medikamente
- ❏ Merkblatt zu Tranquilizern (Beruhigungsmitteln) und Schlafmitteln
- ❏ Informationen über Antidepressiva (1)
- ❏ Merkblatt zu Antidepressiva und Begleitmedikation (2)
- ❏ Informationen über Stimmungsstabilisierer (Phasenprophylaktika wie z.B. Lithium oder Carbamazepin)
- ❏ Informationen über Neuroleptika/Antipsychotika (1)
- ❏ Informationen zur Langzeitbehandlung/Rezidivprophylaxe mit Neuroleptika/Antipsychotika (2)
- ❏ Medikamente zur Entzugsbehandlung bei Alkohol- und/oder Medikamentenabhängigkeit

Aufklärung über unerwünschte Wirkungen der verordneten Medikamente

Die Ärztin/der Arzt ____________________ hat mich über das Behandlungsziel, die Wirkungen und Nebenwirkungen der mir verordneten Medikamente in einem persönlichen Gespräch aufgeklärt.

Ich wurde ferner darüber informiert, dass die genannten Medikamente das Reaktionsvermögen beeinträchtigen, sowohl die Fahrtauglichkeit als auch die Fähigkeit zum Umgang mit unfallträchtigen Maschinen einschränken und die Unfallgefahr bei Arbeiten auf Leitern und Gerüsten erhöhen können.

Ich wurde darauf hingewiesen, dass während der Schwangerschaft, in der Stillzeit und bei Kinderwunsch besondere Vorsichtsmaßnahmen gelten und eine Rücksprache mit der/dem behandelnden Ärztin/Arzt dringend erforderlich ist.

Ein entsprechendes Merkblatt über die Wirkungen und unerwünschten Wirkungen der mir verordneten Medikamente

❑ Neuroleptika (Antipsychotika)

❑ Antidepressiva

❑ Tranquilizer (Beruhigungsmittel), Schlafmittel

❑ Medikamente zur Entzugsbehandlung bei Alkohol- und/ oder Medikamentenabhängigkeit

❑ Medikamente zur Rückfallverhütung/Stimmungsstabilisierung (Phasenprophylaktika, z.B. Lithium)

wurde mir ausgehändigt.

Ich habe den Inhalt des Merkblattes verstanden.

den ________________

____
(Unterschrift d. Patientin/Patienten)

Merkblatt zu Tranquilizern (Beruhigungsmitteln) und Schlafmitteln

Sehr geehrte Patientin,

sehr geehrter Patient,

Zu den häufigsten seelischen Störungen gehören Angst-, Spannungs- und Unruhezustände sowie dadurch bedingte Schlafstörungen. Diese können so stark sein, dass eine vorübergehende Behandlung mit Tranquilizern (Beruhigungsmitteln) notwendig wird bzw. sinnvoll erscheint. Angst- und Spannungszustände in Folge von gewöhnlichem Alltagsstress sollten normalerweise nicht mit einem Arzneimittel behandelt werden! Bei bestehender oder zurückliegender Erkrankung in Form einer Abhängigkeit von Arzneimitteln, Alkohol oder Drogen dürfen Tranquilizer vom Benzodiazepin-Typ (s.u.) nicht angewendet werden!

20–30% der Bevölkerung und über 80% der Patienten mit seelischen Krankheiten leiden wie Sie unter Schlafstörungen. Anhand der Art Ihrer Schlafstörung (Behinderung des Ein- oder Durchschlafens, schlechte Schlafqualität) und etwaiger Grund- oder Begleiterkrankungen hat Ihre Ärztin/Ihr Arzt ein Präparat aus den unten aufgeführten Medikamentengruppen ausgewählt.

Für alle diese Medikamente gilt gleichermaßen, dass eine genaue Beachtung der ärztlichen Hinweise zur Dosierung, zur Uhrzeit der Einnahme und zur Behandlungsdauer erforderlich ist. Dies ist besonders wichtig, um die Gefahr der Gewöhnung oder Suchtentwicklung, die bei einigen dieser Medikamente besteht, so gering wie möglich zu halten. Diese Gefahr vermeiden Sie auch, indem Sie die Medikamente möglichst nur bei Bedarf einnehmen, z.B. bei abendlicher Unruhe oder bevorstehenden Anstrengungen am nächsten Tag.

I. Tranquilizer (Beruhigungsmittel)

1. Benzodiazepine wie Diazepam, Lorazepam, Oxazepam, Bromazepam (Handelsnamen z.B. Valium®, Tavor®, Lexotanil®, Adumbran® u.a.)

Wesentliche Vorteile:
Gute angstlösende und beruhigende Wirkung, die rasch eintritt, sehr gute Verträglichkeit.

Unerwünschte Wirkungen:
Müdigkeit, Schwindelgefühl, verlängerte Reaktionszeit, Gedächtnislücken für den Zeitraum nach Einnahme, Gewöhnungs- und Suchtgefahr.

2. Schwach wirksame Neuroleptika wie Chlorprothixen, Melperon, Pipamperon, Promethazin (Handelsnamen z.B. Truxal®, Eunerpan®, Dipiperon®, Atosil® u.a.)

Wesentliche Vorteile:
Keine Gewöhnungsgefahr, deshalb auch bei suchtgefährdeten Patienten einsetzbar, bei hirnorganisch beeinträchtigten Alterspatienten oft besonders günstig.

Unerwünschte Wirkungen:
Leichte Blutdrucksenkung und Pulsbeschleunigung, Mundtrockenheit, verschwommenes Sehen, Schwierigkeiten beim Wasserlassen, Darmträgheit.

II. Schlafmittel

1. Benzodiazepine wie Lormetazepam, Temazepam, Flunitrazepam (Handelsnamen z.B. Noctamid®, Planum®, Rohypnol® u.a.)

Wesentliche Vorteile:
Gute schlafanstoßende Wirkung, sehr gute Verträglichkeit bei vorschriftsmäßiger Einnahme.

Unerwünschte Wirkungen:
Gewöhnungs- und Suchtgefahr, Müdigkeit, eingeschränkte Konzentrations- und Reaktionsfähigkeit, verstärkte Schlaflosig-

keit nach plötzlichem Absetzen, Muskelschwäche bei hoher Dosierung, selten: umgekehrte (paradoxe) Wirkung mit Schlaflosigkeit und Erregung.

2. Neue, benzodiazepinähnliche Substanzen wie Zopiclon, Zolpidem (Handelsnamen z.B. Ximovan®, Stilnox®, Bikalm®)

Wesentliche Vorteile:
Gute Wirksamkeit bei kurzer Wirkdauer und guter Tagesbefindlichkeit. Gute Verträglichkeit, relativ problemloses Absetzen möglich. Geringe Suchtgefahr, soweit bisher bekannt.

Nachteile und unerwünschte Wirkungen:
Gelegentlich bitterer Mundgeschmack bei Ximovan®, selten Schwindel bei Stilnox®.

3. Schlafanstoßende Antidepressiva wie Doxepin, Trimipramin, Amitriptylin, Maprotilin (Handelsnamen z.B. Aponal®, Stangyl®, Saroten®, Ludiomil® u.a.)

Diese Medikamente werden im Merkblatt „Antidepressiva“ besprochen.

4. Schlafanstoßende Neuroleptika wie Chlorprothixen, Melperon, Pipamperon (Handelsnamen z.B. Truxal®, Eunerpan®, Dipiperon® u.a.)

siehe oben unter Tranquilizer, Punkt 2.

5. Tryptophan (Handelsnamen z.B. Kalma®, Ardeytropin®)

Wesentliche Vorteile:
Gute Verträglichkeit.

Nachteile und unerwünschte Wirkungen:
Begrenzte Wirksamkeit; die volle Wirkung ist nicht sofort verfügbar. Gelegentlich Übelkeit.

6. Chloralhydrat (Handelsnamen Chloraldurat® rot und blau)

Wesentliche Vorteile:
Schneller Wirkungseintritt, kurze Wirkdauer.

Nachteile und unerwünschte Wirkungen:
Rascher Wirkungsverlust bei regelmäßiger Einnahme, gelegentlich Übelkeit (nicht bei Chloraldurat® blau). Sucht und Gewöhnung können auftreten.

7. Naturpräparate zur Beruhigung wie Baldrian, Hopfen (Handelsnamen z.B. Baldrian-Dispert®, Sedahopf®, Valdispert®)

Wesentliche Vorteile:
Sehr gute Verträglichkeit.

Nachteile und unerwünschte Wirkungen:
Begrenzte Wirksamkeit. Beachte: flüssige Zubereitungen enthalten häufig Alkohol!

Hinweis

Von der Einnahme frei verkäuflicher Medikamente, die Diphenhydramin enthalten (z.B. Halbmond®, Hoggar®, Bonamine® u.a.) – auch in Mischpräparaten – wird wegen ihrer Toxizität und der möglichen Abhängigkeitsentwicklung abgeraten.

Informationen über Antidepressiva

Ihre Ärztin/Ihr Arzt hat Ihnen ein Medikament gegen Depressionen, ein Antidepressivum, verschrieben. Diese Medikamente sind ein wichtiger Teil der Gesamtbehandlung, zu der auch Psychotherapie, Gesprächsgruppen, Beschäftigungstherapie und Wachtherapie/Schlafentzug gehören können.

Antidepressiva beginnen erst nach zwei bis drei Wochen voll zu wirken. Sie müssen in der Regel über einen längeren Zeitraum (Monate) eingenommen werden.

Für Sie ist wichtig zu wissen, dass Antidepressiva nicht abhängig machen. Die Einnahme zusätzlicher, eigener Medikamente sollten Sie unbedingt mit Ihrer Ärztin/Ihrem Arzt besprechen (Wechselwirkungen!).

Die meisten Nebenwirkungen der Antidepressiva sind harmlos und klingen im Laufe der Behandlung ab. Auch wenn wir Sie im Folgenden über eine Vielzahl von unerwünschten Nebenwirkungen aufklären, bedeutet dies keinesfalls, dass alle diese Nebenwirkungen auch bei Ihnen im Laufe der Behandlung auftreten müssen. Sollten Sie an einer der folgenden Krankheiten leiden, müssen Sie vor der Einnahme eines Antidepressivums unbedingt Ihren Arzt konsultieren: schwere Herzerkrankung, Prostatavergrößerung mit Restharnbildung, Epilepsie, Glaukom (Grüner Star).

Aufgrund unterschiedlicher chemischer Zusammensetzung und Wirkmechanismen werden die Antidepressiva in drei Gruppen mit zum Teil unterschiedlichen Nebenwirkungen unterteilt.

Ihr Medikament gehört zur Gruppe:

I. Nicht-selektive („trizyklische“, konventionelle) Antidepressiva (z.B. Saroten®, Ludiomil®, Aponal®, Equilibrin®, Anafranil®, Stangyl®)

❑ sehr häufig Mundtrockenheit (Maßnahmen: Lutschtabletten, Kaugummi)

❑ häufig Verstopfung (Maßnahmen: ausreichend trinken, Bewegung)

❑ häufig Sehunschärfe (vorübergehend)

❑ häufig Blutdrucksenkung und Schwindel (Blutdruckkontrollen; Maßnahmen: langsam aufstehen, gut salzen, ausreichend trinken)

❑ selten Störungen der Harnentleerung bis zur Harnsperre (Maßnahmen: Gegenmittel vom Arzt) (Bitte teilen Sie Prostataerkrankungen mit!)

❑ sehr selten Verschlimmerung eines Grünen Stars (Glaukom). (Bitte teilen Sie Augenerkrankungen mit erhöhtem Augendruck mit!)

❑ sehr selten Krampfanfälle (EEG) (Bitte teilen Sie Krampfleiden mit!)

❑ sehr selten allergische Reaktionen

❑ nach derzeitigem Kenntnisstand kein Risiko einer Missbildung bei Schwangerschaft

II. Selektive Antidepressiva (z.B. Seroxat®, Remergil®, Edronax®, Nefadar®, Cipramil®, Zoloft®)

❑ häufig Übelkeit, Durchfall (außer Edronax®, Nefadar®, Remergil®)

❑ häufig innere Unruhe (außer Nefadar®, Remergil®)

❑ häufig Müdigkeit (Nefadar®, Remergil®)

❑ häufig verstärkter Appetit (Remergil®)

- ❏ häufig Schlafstörungen (außer Nefadar®, Remergil®)
- ❏ gelegentlich Harnentleerung gestört (Edronax®)

III. So genannte MAO-Hemmer:

1. **Neuere Substanzen (z.B. Aurorix®):** Unruhe, Schlafstörungen
2. **„Klassische" Substanz (Jatrosom® N):** Sollte Ihre Erkrankung den Einsatz dieses speziellen Antidepressivums erforderlich machen, werden Sic von Ihrem Arzt gesondert aufgeklärt.

Bitte sprechen Sie mit Ihrer Ärztin/Ihrem Arzt über Erfolge und unerwünschte Wirkungen oder wenn Sie Fragen haben. Über diese Information hinaus wird Ihre Ärztin/Ihr Arzt Sie noch individuell über das für Sie gewählte Antidepressivum aufklären.

Beachten Sie bitte auch, dass Sie zu Beginn einer Behandlung mit Antidepressiva in der Regel kein Kraftfahrzeug führen sollen.

Merkblatt zu Antidepressiva und Begleitmedikation

Sie werden zur Zeit wegen einer Depression behandelt. Erfahrungsgemäß sind depressive Stimmung und Traurigkeit oft von zusätzlichen Symptomen begleitet. Dazu gehören unter anderem Schlaflosigkeit, innere Unruhe, Angst, Anspannung und Grübelzwang. Nicht selten werden in der Depression lösbare Probleme als unüberwindlich empfunden, berechtigte Sorgen steigern sich in übergroßem Maße.

Die genannten Symptome können sehr quälend sein und die Gabe anderer, nicht direkt stimmungsaufhellend wirkender Medikamente erforderlich machen. Zudem ist die Verabreichung der unten aufgeführten Medikamente zur Überbrückung der Zeit bis zum Wirkungseintritt der Antidepressiva oft hilfreich und nützlich.

Als vorübergehende Zusatzmedikation kommen in Frage:

1. Tranquilizer (Beruhigungsmittel) vom Benzodiazepin-Typ/Schlafmittel
2. Schwach wirksame Neuroleptika
3. Neuroleptika/Antipsychotika

Zu 1. und 2.:

siehe Merkblatt Tranquilizer (Beruhigungsmittel) und Schlafmittel

Zu 3.:

Bei stark quälenden Gedanken (z.B. Verarmungsängste) und Grübelzwang kann die (vorübergehende) zusätzliche Gabe von antipsychotisch wirksamen Medikamenten wie z.B. Haldol® oder Zyprexa® nützlich, ja erforderlich sein.

Mögliche Nebenwirkungen, die während der Akutbehandlung vorübergehend auftreten können, sind dabei unwillkürliche Muskelverspannungen und -verkrampfungen, Zittern der Hände, Muskelsteifigkeit, Einschränkung der Beweglichkeit. Diese harmlosen, aber z.T. unangenehmen Nebenwirkungen können durch Gabe eines Gegenmittels (Akineton®) in der Regel rasch und zuverlässig behoben werden.

Bitte informieren Sie Ihre Ärztin/Ihren Arzt über aufgetretene Nebenwirkungen. Sollten Sie weitere Fragen zu Ihren Medikamenten oder den Nebenwirkungen haben, so wenden Sie sich bitte an Ihre Ärztin/Ihren Arzt.

Informationen über Stimmungsstabilisierer (Phasenprophylaktika wie Lithium oder Carbamazepin)

Ihre Ärztin/Ihr Arzt hat Ihnen ein Medikament verordnet, das helfen soll, die Stimmung zu stabilisieren (Stimmungsstabilisierer oder „Mood stabilizer"), damit Stimmungsschwankungen, die von äußeren Ereignissen mehr oder weniger unabhängig sind, ausgeglichen werden. Diese Schwankungen – auch Phasen genannt – treten am häufigsten in Form immer wiederkehrender Depressionen auf, am zweithäufigsten in Form einer manisch-depressiven Erkrankung mit Wechsel zwischen depressiven und manischen Phasen. Lithiumsalze und Carbamazepin werden bei den genannten Erkrankungen zur Akutbehandlung und vorbeugend (prophylaktisch) eingesetzt. Häufig bleiben diese Phasen unter Dauerbehandlung mit Lithium oder Carbamazepin völlig aus, zumindest aber werden sie kürzer, seltener und schwächer. Die **vorbeugende** Wirkung setzt allerdings oft erst nach Wochen ein und ist daher stark von Ihrer Mitarbeit und der Zuverlässigkeit der Einnahme abhängig.

Bei der Einnahme von **Lithium** (Quilonum®, Hypnorex® u.a.) kann es **anfangs** zu folgenden Nebenwirkungen kommen, die im Allgemeinen spontan wieder verschwinden: Händezittern, Magen-Darm-Störungen, Muskelschwäche, verstärkte Harnausscheidung, Durst. Mögliche **spätere** Nebenwirkungen sind: Gewichtszunahme, Vergrößerung der Schilddrüse, Durst, Wassereinlagerungen, leichte Minderung der Nierenkonzentrationsleistung, Übelkeit, Durchfälle, Mattigkeit. Sehr selten: Akne, Schuppenflechte, Haarausfall, EKG- und EEG-Veränderungen.

Bei der Einnahme von Lithium gilt zu beachten: Anfangs wöchentliche Kontrollen der Blutkonzentration von Lithium, später vierteljährlich, um Überdosierungen zu vermeiden. Der optimale Lithiumspiegel liegt zwischen 0,5 und 0,8 mmol/l. Zu hoch ansteigen kann er bei Abmagerungskuren, kochsalzarmer Diät, Infektionskrankheiten, Saunabesuch, Einnahme von harntreibenden Medikamenten. Sie erhalten zu Beginn der Einstellung einen Lithium-Pass und sollten jeden Arzt, insbesondere vor Operationen, darüber informieren, dass Sie Lithium einnehmen.

Bei der Einnahme von **Carbamazepin** (Tegretal®, Timonil® u.a.) kann es zu folgenden Nebenwirkungen kommen: Müdigkeit, Schwindel, Gangunsicherheit, Fallneigung. Diese Nebenwirkungen lassen sich durch vorsichtiges Aufdosieren zumeist vermeiden oder sind häufig vorübergehend. Es können auch Veränderungen von Blutbild und Leberwerten auftreten, daher sollten regelmäßige Blutuntersuchungen erfolgen. Selten kann es zu Sehstörungen, Herzrhythmusstörungen, Hautausschlägen oder Allergien kommen. Zu Ihrer Sicherheit wird die Konzentration von Carbamazepin im Blut (Carbamazepin-Spiegel) regelmäßig kontrolliert, bei einer Dauerbehandlung mindestens in vierteljährlichen Abständen. Auch regelmäßige Kontrollen des Blutbilds, der Leberfunktion und der Elektrolyte im Blut sind bei Dauerbehandlung erforderlich.

Vor einer Therapie mit Carbamazepin und/oder Lithium sollte eine Schwangerschaft ausgeschlossen werden. Eine mit Lithium behandelte Frau sollte nicht stillen. Beachten Sie bitte, dass Sie zu Beginn der Behandlung kein Kraftfahrzeug führen sollten.

Über diese Information hinaus wird Ihre Ärztin/Ihr Arzt Sie noch genauer über die Behandlung mit Lithium oder Carbamazepin informieren.

Informationen über Neuroleptika/Antipsychotika (1)

Ihre Ärztin/Ihr Arzt hat Ihnen so genannte Neuroleptika bzw. Antipsychotika verordnet. Diese psychisch wirksamen Medikamente tragen entscheidend dazu bei, die Symptome Ihrer Erkrankung, die als Psychose bezeichnet wird, zu lindern bzw. zu beseitigen.

Sie wirken einerseits beruhigend, entspannend und schlaffördernd (wie z.B. **Truxal®, Atosil®, Dipiperon®**) und haben andererseits einen günstigen Einfluss auf die quälenden psychotischen Krankheitserscheinungen (wie z.B. **Haldol®, Fluanxol®, Seroquel®, Zyprexa®, Risperdal®**).

Neuroleptika werden weltweit mit großem Erfolg eingesetzt. Millionen Kranke mit Psychosen wurden mit ihnen behandelt, sodass jahrzehntelange Erfahrungen mit ihrer Anwendung vorliegen. Eine wichtige Eigenschaft der Neuroleptika ist, dass sie weder abhängig noch süchtig machen!

Wie bei allen wirksamen Medikamenten können auch unter Neuroleptika – meist vorübergehende – **Nebenwirkungen** auftreten. Diese zeigen sich oft früher als die eigentliche Heilwirkung, sodass manche Patienten die Medikamente vorzeitig absetzen, was sich jedoch sehr ungünstig auf den Krankheitsverlauf auswirken kann. Ihre Ärztin/Ihr Arzt versucht in Zusammenarbeit mit Ihnen die Dosierung so zu wählen, dass eine möglichst gute Heilwirkung erreicht wird und dabei möglichst wenig Nebenwirkungen auftreten.

Nebenwirkungen, die während der Akutbehandlung vorübergehend auftreten können:

- z.B. unter Haldol®, Fluanxol®, Dapotum®, Zyprexa®, Risperdal®, Solian®, Seroquel®:
  Unwillkürliche Muskelverspannungen und -verkrampfungen im Nacken-, Zungen- und Schlundbereich, Zittern der Hände, Muskelsteifigkeit, Einschränkung der Beweglichkeit. Diese absolut harmlosen, aber z.T. unangenehmen Nebenwirkungen können durch Gabe eines Gegenmittels (Akineton®) rasch und zuverlässig behoben werden.

- z.B. unter Truxal®, Atosil®, Dipiperon®:
  Störungen des vegetativen Nervensystems wie Blutdruckschwankungen, Schwindel, Mundtrockenheit, verschwommenes Sehen, Darmträgheit, Schwierigkeiten beim Wasserlassen.

Während der Einstellung auf Neuroleptika sind Sie **nicht fahrtüchtig,** da eine vorübergehende Müdigkeit mit Beeinträchtigung der Reaktionsgeschwindigkeit auftreten kann. Neuroleptika verstärken die Wirkung von **Alkohol**. Durch **Koffein** und **Nikotin** wird die Wirkung von Neuroleptika abgeschwächt. Bei Einnahme von **Drogen** erhöht sich die Rückfallgefahr erheblich.

Nach Abklingen der akuten Krankheitserscheinungen werden wir Sie sowohl in persönlichen Gesprächen als auch mit zwei weiteren Merkblättern über Ihre Erkrankung, die Wirkungsweise der Neuroleptika sowie Nutzen/Risiko einer weiterführenden Therapie aufklären.

P.S. Informieren Sie Ihre Ärztin/Ihren Arzt unbedingt über eine bestehende Schwangerschaft oder Kinderwunsch, damit Art und Dosis des Neuroleptikums angepasst werden können.

Informationen zur Langzeitbehandlung/ Rezidivprophylaxe mit Neuroleptika/ Antipsychotika (2)

Nach Abklingen der akuten Erkrankungsphase besteht ein sehr hohes Wiedererkrankungsrisiko! Ohne medikamentösen Schutz erleiden ca. 70% aller Patienten im ersten Jahr nach der Entlassung einen Rückfall. Unter konsequenter neuroleptischer Langzeittherapie beträgt das Wiedererkrankungsrisiko dagegen nur ca. 30%.

Nach der Ersterkrankung sollte die Behandlung mindestens **6 Monate bis 2 Jahre** fortgesetzt werden. Nach wiederholten psychotischen Episoden sollte in der Regel eine Langzeitbehandlung **(mindestens 5 Jahre oder länger)** erfolgen.

Wenn die verordneten Medikamente wirksam sein sollen, müssen sie dem Körper **regelmäßig** zugeführt werden, sei es durch die tägliche Einnahme von Tabletten oder Tropfen oder durch „Depot"-Injektionen in Abständen von 1–4 Wochen. Solche **Depot-Injektionen** (z.B. Haldol-Decanoat®, Dapotum D®) bieten den Vorteil, dass die Einnahme nicht „vergessen" werden kann. Darüber hinaus wird insgesamt weniger Wirkstoff benötigt, und da dieser regelmäßig zum Nervensystem gelangt, verringert sich wiederum das Nebenwirkungsrisiko.

Nebenwirkungen, die unter einer neuroleptischen Langzeittherapie vorkommen können:

Je nach Präparat und individueller Empfindlichkeit unterschiedlich häufig:

- Bewegungseinschränkung, kleinschrittiger Gang, Muskelsteifigkeit, Bewegungsunruhe vor allem in den Beinen, Zittern vor allem in den Händen, vermehrter Speichelfluss, Mundtrockenheit, Schwindel, Müdigkeit, unscharfes Sehen, Erhöhung bestimmter Leberwerte.
- Gewichtszunahme, Appetitsteigerung, Schwitzen, Darmträgheit, allergische Hautausschläge, Herzrhythmusstörungen, Blutdruckschwankungen, unsicherer Gang, undeutliche Sprache, Schlafstörungen, innere Unruhe. Außerdem unwill-

kürliche Muskelbewegungen vor allem im Gesichtsbereich als Folge einer sehr langen und hoch dosierten Therapie.
- sehr selten: Schwierigkeiten beim Wasserlassen, Menstruationsstörungen, vermindertes sexuelles Verlangen, Potenzabschwächung, erhöhte Sonnenbrandgefahr, Blutbildveränderungen, Übelkeit.

Abhilfemöglichkeiten bei Nebenwirkungen:

Nicht eigenmächtig das Medikament absetzen, sondern gemeinsam mit Ärztin/Arzt nach Problemlösungen suchen! Meist genügt es abzuwarten, die meisten Nebenwirkungen verschwinden nach einiger Zeit von selbst.

- Dosis umverteilen oder verringern, jedoch nur in Absprache mit Ärztin/Arzt
- bei Bewegungsstörungen, Muskelsteifigkeit, Zittern, Speichelfluss: Gabe eines Gegenmittels (z.B. Akineton®)
- bei Müdigkeit, niedrigem Blutdruck: Einnahme der Hauptdosis am Abend, Gymnastik, Wechselduschen
- bei innerer Unruhe/Getriebensein: körperliche Bewegung, Sport
- bei erhöhtem Appetit: kalorienreiche Nahrungsmittel und Getränke meiden
- bei Verdauungsstörungen/Verstopfung: ballaststoffreiche Kost, ausreichende Flüssigkeitszufuhr
- bei Lichtempfindlichkeit der Haut: Sonnenmilch mit hohem Lichtschutzfaktor

Medikamente zur Entzugsbehandlung bei Alkohol- und/oder Medikamenten-abhängigkeit

Sehr geehrte Patientin,
Sehr geehrter Patient,

Sie befinden sich in unserem Krankenhaus zur Alkohol- und/oder Medikamentenentzugsbehandlung. Neben allgemeinen medizinischen Maßnahmen wie Korrektur des Flüssigkeits- und Mineralhaushalts (Gabe von Elektrolyten wie Kalium und Magnesium) und Vitamin-Gaben (vor allem Vitamin B1, unter Umständen auch Vitamin B12 und Folsäure) benötigen Sie evtl. Medikamente, die Sie vor Entzugskomplikationen, wie epileptischen Anfällen, Delirium tremens oder anderen Alkoholpsychosen, schützen sollen. Dieses Merkblatt soll Sie über die wichtigsten Wirkungen und Risiken informieren, in Ergänzung zu dem individuellen Aufklärungsgespräch mit Ihrer Ärztin oder Ihrem Arzt.

1. Clomethiazol (Handelsname Distraneurin®)

Sie erhalten dieses Medikament in Kapselform oder als Mixtur.

Wesentliche Vorteile:
Gute Wirksamkeit bei Alkoholentzugserscheinungen (Unruhe, Zittern, Schwitzen, Pulsbeschleunigung) und bei der Verhinderung von Delir oder epileptischen Anfällen.

Unerwünschte Wirkungen:
Vereinzelt können Magenbeschwerden auftreten. Außerdem kann es zu Überempfindlichkeitsreaktionen (allergischen Reaktionen) kommen; informieren Sie uns deshalb, falls Juckreiz oder ein Hautausschlag auftreten sollten. In höheren Dosierungen kann es zur Beeinträchtigung der Atmung kommen; informieren Sie uns deshalb, falls Husten- und Niesreiz, stärkere Verschleimung der Atemwege oder andere Atembeschwerden auftreten sollten. Durch Müdigkeit, Konzentrations- und Aufmerksamkeitsstörungen kann das Reaktionsvermögen beeinträchtigt sein.

Achtung: Clomethiazol (Distraneurin®) kann selbst abhängig machen. Halten Sie sich deshalb strikt an unsere Dosisverordnung, nehmen Sie dieses Medikament niemals außerhalb kontrollierter Bedingungen (Krankenhaus) ein. Bei gleichzeitigem Konsum von Alkohol kann es zu lebensbedrohlichen Komplikationen kommen!

2. Benzodiazepine wie Diazepam, Lorazepam und andere (verschiedene Handelsnamen, z.B. Valium®, Tavor®)

Diese Medikamente erhalten Sie bevorzugt in flüssiger Form (ohne Alkoholzusatz) oder in Tablettenform.

Wesentliche Vorteile:

Abmilderung von Entzugsbeschwerden, guter Schutz gegen Entzugskomplikationen wie Delir oder epileptische Anfälle. Kurzfristig kommt ihr Einsatz auch zur Beruhigung bei Angstanfällen (Panikattacken) oder bei Selbstmordgefährdung in Frage.

Unerwünschte Wirkungen:

Im Allgemeinen sind Benzodiazepine gut verträglich, allergische Reaktionen sind sehr selten. Müdigkeit, Konzentrations- und Aufmerksamkeitsstörungen vermindern das Reaktionsvermögen. Bei höheren Dosierungen kann eine Muskelschwäche mit Sprach-(Artikulations-)Störungen und unkoordinierten Bewegungen auftreten. Bei intravenöser Infusion hoher Dosen kann es zu Blutdruckabfall, Atembeeinträchtigung und Herzstillstand kommen.

Achtung: Auch Benzodiazepine besitzen ein Suchtpotenzial und führen schnell zur Abhängigkeit. Halten Sie sich deshalb strikt an die ärztlich verordnete Dosis!

3. Carbamazepin (verschiedene Handelsnamen, z.B. Tegretal®, Timonil®)

Dieses Medikament wird in Form von Tabletten oder Saft eingenommen.

Wesentliche Vorteile:

Carbamazepin ist zur Anfallsvorbeugung beim Alkoholentzug unter stationären Bedingungen vom Bundesgesundheitsamt zugelassen, seit Jahrzehnten auch für die Behandlung und Vorbeugung von Epilepsien.

Carbamazepin macht (vor allem im Vergleich zu Clomethiazol und Benzodiazepinen) nicht abhängig.

Unerwünschte Wirkungen:

Zu Beginn der Behandlung können Magen-Darm-Störungen mit Durchfall und Übelkeit, Schläfrigkeit, Schwindel, Sehstörungen (Doppeltsehen, Verschwommensehen), Gangunsicherheit und – selten – Verwirrtheit auftreten. Diese Begleiterscheinungen sind unangenehm, jedoch in der Regel nicht gefährlich und klingen im Verlauf der Behandlung, spätestens nach Behandlungsende, wieder ab. Weiter kann es zu Überempfindlichkeitsreaktionen mit Juckreiz und allergischem Hautausschlag, evtl. auch zu Fieber kommen. In selteneren Fällen sind Schädigungen der Blutzellbildung, Störungen der Leber- oder Nierenfunkton, der Blutgerinnung oder Haarausfall möglich. Sehr selten sind Störungen im Mineralstoffwechsel.

Um unerwünschte Wirkungen möglichst gering zu halten und um den Behandlungserfolg nicht zu gefährden, sollten Sie sich strikt an die ärztlich verordnete Dosis halten. Zu Ihrer Sicherheit wird die Konzentration von Carbamazepin im Blut (Carbamazepin-Spiegel) kontrolliert

Alle in diesem Merkblatt genannten Medikamente können das Reaktionsvermögen beeinträchtigen, sowohl die Fahrtauglichkeit als auch die Fähigkeit zum Umgang mit unfallträchtigen Maschinen einschränken und die Unfallgefahr bei Arbeiten auf Leitern und Gerüsten erhöhen.

Während der Schwangerschaft sollten sie nur in begründeten Fällen nach strenger Nutzen-Risiko-Abwägung eingenommen werden.

Die Ärztin/der Arzt hat mich über Behandlungsziel, Wirkungen und Risiken der mir verordneten Medikamente mündlich und mit Hilfe dieses Merkblattes aufgeklärt. Ich habe den Inhalt dieses Merkblattes verstanden.

den ________________

____

(Unterschrift d. Patientin/Patienten)

Im Zusammenhang mit Psychopharmaka häufig gestellte Fragen

Allgemein

1. Was sind eigentlich Psychopharmaka? . . . S. 11 ff.
2. Gibt es gegen alle psychischen Krankheiten ein Medikament? . . . S. 14 f.
3. Können meine Probleme denn durch Psychopharmaka gelöst werden? . . . S. 15 ff.
4. Wird es mir durch die Psychopharmaka tatsächlich besser gehen? . . . S. 4
5. Werde ich durch die Behandlung wieder ganz gesund? . . . S. 14 f.
6. Was ist, wenn mir Psychopharmaka überhaupt nicht helfen? . . . S. 48, 68 f.
7. Gibt es keine andere Möglichkeit als Psychopharmaka, damit es mir wieder besser geht? . . . S. 3, 67 ff.
8. Können Gespräche nicht besser helfen als Psychopharmaka? . . . S. 17, 67 ff.
9. Können nicht auch pflanzliche Mittel helfen? . . . S. 201 ff.

zur Wirkung

10. Wie wirken Psychopharmaka überhaupt? . . . S. 23 f., 79 f., 96 ff.
11. Sind alle Psychopharmaka gleich? . . . S. 11 ff.
12. Sind neue Psychopharmaka grundsätzlich besser als alte? . . . S. 29, 165
13. Woran merke ich, dass das Psychopharmakon wirkt? . . . S. 23

zur Auswahl

14. Warum haben Sie dieses Psychopharmakon für mich ausgewählt? . . . S. 120
15. Warum soll ich dieses Psychopharmakon nehmen, wenn doch so viele zur Auswahl stehen? . . . S. 118
16. Kann ich bei der Auswahl der Psychopharmaka mitentscheiden? . . . S. 171

zur Einnahme

17. Wie lange muss ich die Psychopharmaka nehmen, bis eine Wirkung einsetzt? . . . S. 121
18. Wie lange muss ich die Psychopharmaka überhaupt nehmen? . . . S. 22 f.
19. Wovon ist die Höhe der Dosierung abhängig? . . . S. 20
20. Was passiert, wenn ich die Medikamenteneinnahme einmal vergesse? . . . S. 20
21. Muss ich jedem Arzt sagen, dass ich Psychopharmaka einnehme? . . . S. 21, 39 ff.

Ängste

22. Werde ich von den Psychopharmaka abhängig? . . . S. 49 ff., 82 ff., 183
23. Werden mir andere Menschen ansehen, dass ich Psychopharmaka einnehme? . . . S. 161
24. Kann ich meine beruflichen Anforderungen noch erfüllen, wenn ich Psychopharmaka einnehme? . . . S. 27 ff.
25. Dienen Psychopharmaka nicht nur der Ruhigstellung? . . . S. 5
26. Führen Psychopharmaka nicht zu einer seelischen Abstumpfung? . . . S. 164
27. Decken Psychopharmaka nicht nur die Beschwerden zu? . . . S. 14 f,
28. Dürfen Psychopharmaka auch gegen meinen Willen verordnet werden? . . . S. 154
29. Wird meine Persönlichkeit durch die Psychopharmaka verändert? . . . S. 86
30. Machen Psychopharmaka dick? . . . S. 33
31. Schränken mich die Psychopharmaka im Alltag nicht zu sehr ein? . . . S. 27 ff.
32. Darf ich weiterhin Auto fahren? . . . S. 27 ff.
33. Vertragen sich Psychopharmaka mit Alkohol? . . . S. 32 f.
34. Muss ich meine Lebensgewohnheiten ändern? . . . S. 27 f., 34

Compliance

35. Was passiert, wenn ich die Psychopharmaka gar nicht mehr einnehme? . . . S. 48 f.
36. Was passiert, wenn ich aus Versehen eine zu hohe Dosis einnehme? . . . S. 37 f.

37. Was muss ich beachten, wenn ich noch andere Medikamente einnehme? ... S. 39 ff.
38. Müssen bestimmte Kontrolluntersuchungen durchgeführt werden, während ich Psychopharmaka einnehme? ... S. 43 ff.

Nebenwirkungen

39. Muss ich viele Nebenwirkungen in Kauf nehmen? ... S. 35 ff.
40. Welche Nebenwirkungen sind zu erwarten? ... S. 85 f., 106 ff., 124 ff., 137 f.,160 ff.
41. Sind Psychopharmaka schädlich für die inneren Organe und das Blut? ... S. 43 ff.
42. Sind Psychopharmaka schädlich für das Gehirn? ... S. 56
43. Können durch Psychopharmaka Langzeitschäden entstehen? ... S. 162 f.

Kontraindikationen

44. Sind Psychopharmaka während der Schwangerschaft gefährlich? ... S. 54 ff.
45. Darf ich mein Kind stillen, wenn ich Psychopharmaka einnehme? ... S. 57
46. Dürfen Psychopharmaka auch für Kinder verordnet werden? ... S. 57 ff.
47. Reagieren ältere Menschen empfindlicher auf Psychopharmaka? ... S. 61

Vorbeugung

48. Gibt es eine Möglichkeit mit Psychopharmaka so vorzubeugen, dass die Krankheit nicht mehr auftritt? ... S. 22
49. Hilft es besser und schneller, wenn ich mehrere Psychopharmaka einnehme? ... S. 65 ff.
50. Wo kann ich mich sonst noch über Psychopharmaka informieren? ... S. 248 f.

Die Autoren möchten Sie als Leser bzw. Anwender von Psychopharmaka dazu ermutigen, alle Fragen, denen Sie im Alltag häufiger begegnen, an sie weiterzuleiten, damit diese Auflistung aktualisiert und den Bedürfnissen der Benutzer noch mehr angepasst werden kann.

Glossar

adäquat	passend, angemessen
Affinität	Neigung eines Stoffes (mit einem anderen) eine Verbindung einzugehen
Agonist	Substanz, die sich mit einem Rezeptor verbindet und eine bestimmte Wirkung stimuliert
Akinese	Bewegungslosigkeit, -armut
Akkommodation	Einstellung des Auges auf die jeweilige Sehentfernung durch Veränderung der Brechkraft der Linse
Amenorrhoe	Ausbleiben der Menstruationsblutung
Androgene	männliche Geschlechtshormone
antiemetisch	Erbrechen verhindernd
antikonvulsiv (antiepileptisch)	Krampfanfall verhindernd bzw. -lösend
apathisch	teilnahmslos, antriebsschwach
Applikation	Verabreichung
Ataxie	Störung der Bewegungskoordination
Autismus	Kontaktunfähigkeit
Bradykardie	verlangsamte Herzschlagfolge
Cholestase	Stauung der Gallenflüssigkeit
Compliance	Einnahmetreue
Delir	körperlich begründbare Psychose mit Verwirrtheit, Trugwahrnehmungen, Schwitzen, Zittern und Fieber
dermatologisch	Hautkrankheiten betreffend
Diuretikum	harntreibendes Medikament
Dysarthrie	Sprechstörung
Dyskinesie	Bewegungsstörung/Muskelkrämpfe
EEG	Elektroenzephalogramm (Hirnstromkurve)

Elimination	Ausscheidung
endokrin	mit innerer Sekretion (von Drüsen)
Endorphine	körpereigene Substanzen mit schmerzhemmender Wirkung
Enuresis	Bettnässen
Enzyminduktion	Vorgang im Organismus, der zur Bildung bestimmter Stoffe führt, die ein Medikament chemisch abbauen
euphorisch	in gehobener Stimmung
Exanthem	Hautausschlag
extrapyramidal-motorisches System	Hirnstrukturen, die für die Steuerung unwillkürlicher Bewegungen verantwortlich sind
Formatio reticularis	Nervenzellgruppen im Hirnstamm, die an der Regulation motorischer, sensorischer und vegetativer Funktionen beteiligt sind
Galaktorrhoe	Milchabsonderung
Gestagen	weibliches Geschlechtshormon
Glaukom	„Grüner Star" (erhöhter Augeninnendruck)
Gynäkomastie	unnatürliche Brustentwicklung bei Männern
Halbwertszeit	diejenige Zeit, nach der die Hälfte einer Substanz aus dem Organismus ausgeschieden ist
heterogen	verschiedenartig
Hirsutismus	verstärkte Körperbehaarung bei Frauen
hyperkinetisch	bewegungsüberschüssig
Hypertonie	Bluthochdruck
Hypothyreose	Schilddrüsenunterfunktion
Hypotonie	niedriger Blutdruck
Hypnotika	Schlafmittel
Hypophyse	Hirnanhangsdrüse; reguliert die Funktion der übrigen Hormondrüsen des Körpers
Ikterus	Gelbsucht

Ileus	Darmverschluss
Inappetenz	fehlendes Verlangen, z.B. nach Nahrung
Intoxikation	Vergiftung
Inzidenz	(Neu-)Auftreten (einer Erkrankung)
irreversibel	nicht umkehrbar
kanzerogen	krebserzeugend
Katalepsie	Starrsucht
Kataplexie	schlagartiger Verlust des Muskeltonus
Konjunktivitis	Bindehautentzündung am Auge
Kumulation	Anhäufung einer Substanz im Organismus
Laktation	Stillen; Milchabsonderung aus den Brustdrüsen
Leukozyten	weiße Blutkörperchen
Metabolismus	Verstoffwechslung
Miktion	Harnlassen
Morbus Addison	Erkrankung der Nebennierenrinde („Bronzekrankheit")
Myasthenia gravis	krankhafte Muskelschwäche
Neurotransmitter	Überträgersubstanz („Botenstoff") im Nervensystem
Obstipation	Verstopfung
Parästhesie	Missempfindung
Pharmakodynamik	Wirkung(en) einer Substanz im Organismus
Pharmakokinetik	Einfluss des Organismus auf das Medikament (Verstoffwechslung)
Photo-sensibilisierung	Steigerung der Lichtempfindlichkeit der Haut
physisch	körperlich
Polyneuropathie	Erkrankung mehrerer peripherer Nerven
Polyurie	verstärkte Harnausscheidung
prophylaktisch	vorbeugend
Psoriasis	Schuppenflechte

psychisch	seelisch
psychoedukativ	seelisch erziehend/fördernd
psychotrop	auf seelische Funktionen einwirkend
Purpura	Hautblutungen
QT-Verlängerung	EKG-Veränderung mit Gefahr von Herzrhythmusstörungen
Rectiole	Kunststoffzylinder für Darmeinspritzungen
Retard-Präparat	Medikament mit verzögerter Wirkstofff-reisetzung
Rezidivprophylaxe	Rückfallverhütung
retardiert	in der Entwicklung zurückgeblieben
Rigor	Muskelstarre
Sedierung	Beruhigung, Dämpfung
Spina bifida	Wirbelsäulenspaltbildung
Stupor	Erstarrung
Struma	Kropf (Schilddrüsenvergrößerung)
Suppositorium	Zäpfchen
Sympatho-mimetika	Arzneimittel, die die gleichen Erschein-ungen hervorrufen, wie sie durch Erregung des Sympathikus ausgelöst werden (u.a. Adrenalin, Noradrenalin)
Tachyarrhythmie	schnelle Form der Herzrhythmusstörung
Tachykardie	Pulsbeschleunigung
teratogen	keimschädigend
Thyreotoxikose	Überfunktion der Schilddrüse mit schwerem, toxischem Krankheitsbild
Tranquilizer	Beruhigungsmittel
Tremor	Zittern
Trimenon	drei Schwangerschaftsmonate
zytotoxisch	zellschädigend

Weiterführende Literatur

Angermeyer MC, Held T., Görtler D. (1993): Pro und contra: Psychotherapie und Psychopharmakotherapie im Urteil der Bevölkerung. Psychother Psychosom med Psychol 43: 286-292.

Bäuml J. (1994): Psychosen aus dem schizophrenen Formenkreis. Springer, Heidelberg.

Benkert O., Kepplinger HM., Sobota K. (1995): Psychopharmaka im Widerstreit. Eine Studie zur Akzeptanz von Psychopharmaka – Bevölkerungsumfrage und Medienanalyse. Springer, Heidelberg.

Bundesverband der Angehörigen psychisch Kranker (Hrsg.) (2002): Mit psychisch Kranken leben. Rat und Hilfe für Angehörige. Psychiatrie-Verlag, Bonn.

Deutsche Hauptstelle gegen die Suchtgefahren (DHS) (Hrsg.) (1998): Medikamenten-Abhängigkeit. Hamm.

Deutsche Hauptstelle gegen die Suchtgefahren (DHS) (1994): Tabak-Abhängigkeit. Hamm.

Faust V. (1995): Medikament und Psyche. Wiss. Verlagsges., Stuttgart.

Faust V. (1999): Schwermut. Depressionen erkennen und verstehen, betreuen, behandeln und verhindern. Wiss. Verlagsges., Stuttgart.

Faust V. (2000): Pflanzenheilmittel und seelische Störungen. Wiss. Verlagsges., Stuttgart.

Grunze H., Walden J. (2001): Die bipolaren Störungen. Manisch-depressive Erkrankungen. Ratgeber für Betroffene und ihre Angehörigen. Thieme, Stuttgart.

Heilmann K. (1994): Medikament und Risiko. Wiss. Verlagsges., Stuttgart.

Heilmann K. (1995): Der Beipackzettel. Wie ich die Packungsbeilage richtig verstehe. Wiss. Verlagsges., Stuttgart.

Hillert A., Sandmann J., Ehmig SC. et al (1995): Psychopharmaka in den Medien. Nervenarzt 66: 835-844.

Holzinger A., Löffler W., Matschinger H., Müller P., Priebe S., Angermeyer MC. (2001): Einstellung zu Psychopharmaka bei schizophrenen Patienten vs. Allgemeinbevölkerung. Psychopharmakotherapie 8: 76-80.
Hornung WP. (1998): Psychoedukation und Psychopharmakotherapie. Schattauer, Stuttgart.
Jungkunz G., Khazaeli A., Gsell W. (1999): Wie beurteilen psychiatrische Patienten ihre Behandlung in einem Fachkrankenhaus für Psychiatrie und Psychotherapie? Psychopharmakotherapie 6: 8-14.
Laux G., Dietmaier O., König W. (2001): Pharmakopsychiatrie. Urban & Fischer, München.
Linde OK. (Hrsg.) (1988): Pharmakopsychiatrie im Wandel der Zeit. Tilia, Klingenmünster.
Maier W., Linden M., Sartorius N. (1996): Psychische Erkrankungen in der Allgemeinpraxis. Dt. Ärztebl. 93: 1202-1206.
Nissen G., Fritze J., Trott GE. (1998): Psychopharmaka im Kindes- und Jugendalter. G. Fischer, Stuttgart.
Schwabe U., Paffrath D. (Hrsg.) (2002) Arzneiverordnungs-Report 2001. Springer, Heidelberg.
Veggeberg SK. (1997): Pillen fürs Bewusstsein. Was Medikamente im Gehirn bewirken. Knesebeck, München.
Wenzel P., Hanke G. (1996): Verstimmungen und Depressionen – was tun? Wiss. Verlagsges., Stuttgart.
Wittchen HU., Bullinger-Naber M., Dorfmüller M., Hand I. u.a. (1995): Ratgeber Angst. Karger, Basel.
Wolfersdorf M. (2001): Krankheit Depression. Erkennen, Verstehen, Behandeln. Psychiatrie-Verlag, Bonn.

Präparateverzeichnis

O

P

Q

R

T

Sachwortverzeichnis

A

B

C

D

E

N

T

U